# Comment Guérir du Trauma Familial

Techniques Simples pour Se Libérer des Blessures Héritées, Lâcher le Bagage Émotionnel du Passé et Créer un Avenir Positif, sans Culpabilité

Logan Mind

© DROITS D'AUTEUR 2024 - TOUS DROITS RÉSERVÉS. ...................4

Un cadeau pour vous ! ...................................................5

Aidez-moi ! ................................................................7

Rejoignez mon équipe de critique ! ....................................8

Introduction ..............................................................9

Chapitre 1 : Comprendre le traumatisme familial ..................11

Chapitre 2 : La science derrière le traumatisme hérité ...........20

Chapitre 3 : Identifier les schémas de traumatismes familiaux...........30

Chapitre 4 : Le Langage du Traumatisme Hérité ..................39

Chapitre 5 : L'Approche du Langage Fondamental..................48

Chapitre 6 : Se libérer du bagage émotionnel.....................59

Chapitre 7 : Guérir l'enfant intérieur.................................70

Chapitre 8 : Transformer les relations familiales..................81

Chapitre 9 : Se libérer des croyances limitantes .................92

Chapitre 10 : Développer la résilience émotionnelle .........103

Chapitre 11 : Reconquérir ton pouvoir personnel.................115

Chapitre 12 : Aborder la séparation et les schémas relationnels ......126

*Chapitre 13 : Créer un avenir positif .................................................. 137*

*Pour conclure ..................................................................................... 148*

*Rejoignez mon équipe de critiques ! ................................................ 151*

*Aidez-moi !........................................................................................ 152*

# © DROITS D'AUTEUR 2024 - TOUS DROITS RÉSERVÉS.

Le contenu de ce livre ne peut être reproduit, dupliqué ou transmis sans l'autorisation écrite directe de l'auteur ou de l'éditeur. En aucun cas, l'éditeur ou l'auteur ne pourra être tenu responsable de tout dommage, réparation ou perte monétaire dus aux informations contenues dans ce livre, que ce soit directement ou indirectement.

**AVIS JURIDIQUE**:

Ce livre est protégé par le droit d'auteur. Il est destiné uniquement à un usage personnel.

Vous ne pouvez pas modifier, distribuer, vendre, utiliser, citer ou paraphraser une partie quelconque ou le contenu de ce livre sans le consentement de l'auteur ou de l'éditeur.

# Un cadeau pour vous !

## Intelligence Émotionnelle pour le Succès Social

Voici ce que tu trouveras dans le **livre** :

• Des techniques pour améliorer ton **intelligence** émotionnelle

• Des stratégies pour renforcer tes **relations** sociales

• Des conseils pratiques pour **réussir** dans ta vie personnelle et professionnelle

Il te suffit de cliquer ou de suivre ce **lien** pour en bénéficier :

## https://pxl.to/loganmindfreebook

## Télécharge aussi tes 3 EXTRAS GRATUITS !

Ces extras sont une ressource complémentaire parfaite pour approfondir ta **compréhension** et l'application des concepts abordés dans le livre.

Les extras sont :

- Un PDF téléchargeable et pratique d'un Défi de 21 Jours pour le livre

- Le texte "101+ Messages d'Amour de Soi et de **Compassion**"

- Comment Identifier et Briser les Schémas **Négatifs**

Il te suffit de cliquer ou de suivre le lien ci-dessous pour obtenir un **accès** instantané aux extras :

# https://pxl.to/9-hthfft-lm-extras

# Aidez-moi !

**Lorsque tu auras terminé** de lire, j'aimerais te demander un petit service.

Quand tu soutiens un auteur indépendant, **tu soutiens un rêve**.

Si tu es **satisfait**, laisse un commentaire honnête en visitant le lien ci-dessous. Si tu as des suggestions pour des **améliorations**, n'hésite pas à envoyer un mail aux contacts que tu trouveras également via ce lien.

Tu peux aussi scanner le QR code et trouver le lien après avoir sélectionné ton livre.

Ça ne prend que quelques secondes, mais **ta voix a un impact énorme**.

Merci infiniment pour ton **soutien** !

---

**Visite** ce lien pour laisser un commentaire :

## https://pxl.to/9-hthfft-lm-review

# Rejoignez mon équipe de critique !

Merci d'avoir lu mon **livre** ! Je t'invite à rejoindre mon équipe de critique. Si tu es un **lecteur** passionné, tu pourras recevoir un exemplaire **gratuit** de mon bouquin en échange d'un retour honnête, ce qui m'aiderait énormément.

Voici comment tu peux rejoindre l'**équipe** :

• Clique sur "Join Review Team"

• Inscris-toi à BookSprout

• Reçois une **notification** à chaque nouvelle sortie de mon **livre**

**Découvre l'équipe à ce lien :**

# https://pxl.to/loganmindteam

# Introduction

Tu t'es déjà demandé pourquoi certaines **blessures** semblent être coincées dans nos familles, génération après génération ? C'est comme un vieux disque rayé qui rejoue toujours les mêmes notes douloureuses. Eh bien, tu n'es pas seul. J'ai écrit ce bouquin pour t'aider à comprendre ces schémas familiers, à t'en libérer et finalement à trouver la **paix**.

Quand j'ai commencé à explorer le monde de la **psychologie** et de la philosophie, j'étais fasciné par la manière dont nos histoires familiales pouvaient nous affecter profondément. On hérite de biens matériels, mais on hérite aussi de **traumatismes** émotionnels. Et parfois, ces blessures invisibles contrôlent notre vie de façons qu'on ne peut même pas voir.

Maintenant, pourquoi ce livre est important pour toi ? Parce que vivre avec ce bagage, c'est usant. Ça affecte ta santé mentale, tes **relations**, et même tes décisions de tous les jours. On ne choisit pas d'hériter de ces trucs, mais on peut choisir de s'en libérer, et c'est exactement ce que ce bouquin espère t'offrir – une feuille de route pour sortir de ce labyrinthe émotionnel.

J'ai exploré plein de pistes au fil des ans — conférences, ateliers, consultations directes — pour voir à quel point des techniques simples peuvent provoquer des changements profonds. On parle d'accepter la douleur héritée sans culpabilité, de créer de nouvelles habitudes émotionnelles, et même de renforcer la **résilience** de ton "moi" intérieur. Tout ça pour te donner les outils nécessaires pour avoir une vie plus saine et plus heureuse.

Tu sais, un des plus gros problèmes de ces blessures familiales, c'est qu'elles sont souvent invisibles et taboues. Les non-dits, les secrets de famille, et les loyautés silencieuses jouent tous contre nous. C'est dur de casser ces chaînes quand on ne sait même pas qu'elles existent. Ce bouquin t'aidera à voir clair, à décoder ces schémas et à comprendre ce qui t'affecte réellement.

Parfois, j'entends des mecs dire : "Mais, si je regarde trop en arrière, ça va empirer les choses." Et je capte cette crainte. Mais crois-moi, en identifiant et en comprenant ces vieux schémas, tu pourrais découvrir une vérité libératrice. Le but n'est pas de rester bloqué dans le passé, mais plutôt de reconnaître ces vieilles blessures pour pouvoir **guérir** et avancer sans le poids de la culpabilité.

Alors, on va aborder ce trajet ensemble. Je te guiderai à travers des exercices pratiques et des stratégies claires pour larguer ton bagage émotionnel et inviter la guérison dans ta vie. Crois-moi, c'est un voyage qui vaut le coup.

Tu vois, ce bouquin n'est pas juste une lecture informative. C'est bien plus que ça. C'est comme une conversation intime où je partage mes expériences et mes connaissances pour t'aider à évoluer. Que tu sois au début de ce parcours ou déjà bien avancé, il y a toujours de l'espoir et de la lumière au bout du tunnel.

Prépare-toi pour une **transformation** douce mais puissante. On va bousculer ces vieilles croyances, assainir tes relations, et t'épanouir émotionnellement, sans culpabilité. Le soleil finit toujours par percer à travers les nuages, et ensemble, on va tracer le chemin vers un avenir plein de sérénité et de bonheur. Alors, prêt à libérer ton potentiel caché ? C'est parti...

# Chapitre 1 : Comprendre le traumatisme familial

Comment se fait-il que tant de nos **difficultés** trouvent toujours leurs racines dans notre propre **famille** ? Quand j'ai commencé à explorer ce lien... j'étais stupéfait. Tu es prêt à voir ta vie sous un nouvel **angle** ? Ce chapitre va vraiment ouvrir des portes pour toi. Ici, on va parler des **blessures** qui passent de génération en génération sans que tu t'en rendes compte. Pas de détours compliqués – juste des discussions directes et des solutions pratiques. Tu commenceras à reconnaître les impacts cachés de ce **traumatisme**, et petit à petit, à ramener de la sérénité dans ton quotidien.

Imagine te libérer des vieux **schémas**... trouver un chemin plus clair pour toi et ceux que tu aimes. Oui, c'est possible. C'est ce que je me suis donné pour mission de te montrer. Es-tu prêt à briser le **cycle** ? Plonge dans ce chapitre avec moi et laisse la **transformation** commencer – tout simplement.

## La Nature du Traumatisme Familial

Parlons du **traumatisme** familial. C'est ce truc qui reste avec toi, souvent sans que tu t'en rendes compte. Tu hérites de ta famille bien plus que de simples chiens de chasse et des recettes de grand-mère. Le traumatisme familial, c'est comme une empreinte invisible.

Imagine une vieille **maison** pleine d'histoires sombres et de secrets bien gardés. Ces histoires et secrets marquent les fondations. Ton bien-être individuel en souffre autant que le bien-être collectif. Ça ronge, ça abîme les liens familiaux et ça te tourmente même des générations plus tard.

Tu te demandes peut-être comment ça peut se passer d'une génération à l'autre, non ? Voilà le truc fou. Le traumatisme trouve son chemin à travers les **comportements** de tes parents, leurs croyances et leurs schémas émotionnels. Tu finis par répéter les mêmes trucs toxiques sans t'en apercevoir.

Ça peut être des petites phrases que tu as entendues toute ta vie comme "Les hommes ne pleurent pas" ou "Sois fort". Ces **croyances**, tu les prends comme la vérité. Et tu les transmets... à tes enfants, même sans le vouloir, même si tu essaies d'être différent. Les comportements aussi... Quand tu vois des parents qui se disputent aussi fort que des tempêtes, tu finis par croire que c'est normal.

Maintenant, l'**impact**. Personne ne veut porter le poids de ce vieux traumatisme, mais c'est là, souvent caché sous la peau. Ça influe sur tout – tes relations, ton développement personnel, et même comment tu te vois toi-même. Si le traumatisme n'est pas résolu, il s'accroche à toi comme une mauvaise odeur.

C'est simple. Les **relations** en prennent un coup. Tu as des frictions là où il ne devrait pas y en avoir. Tout devient une montagne. La confiance est difficile à trouver. Et toi dans tout ça ? Ça t'empêche de grandir à ton potentiel maximum.

D'ailleurs, comment développes-tu ta personnalité ? En traînant ces poids invisibles. Tu finis par faire des choix basés sur des préjugés passés, toujours en mode survie. Tu as peur de l'échec – peur de l'inconnu, peur de blesser.

Tu vois, le traumatisme familial est insidieux. Pour t'en débarrasser, tu dois d'abord comprendre qu'il existe. Et que oui, effectivement, tu en es porteur, à différents degrés... Mais **comprendre**, c'est la clé pour commencer à changer les choses, pièce par pièce. Tu n'es pas condamné à répéter les erreurs du passé. Au contraire, une fois que tu as mis le doigt dessus, il y a un espoir. Celui de créer des relations plus saines et un **avenir** positif, enfin délivré des ombres du passé.

À bien y réfléchir, comprendre la nature de ce fardeau ancestral, c'est comme allumer une lampe dans une pièce sombre. Petit à petit, tu apprends à tout voir. Et en le voyant, tu trouves enfin un moyen de te libérer.

# Reconnaître les signes de traumatisme hérité

Tu te **demandes** souvent pourquoi tu agis ou réagis d'une certaine façon, comme si quelque chose en toi était toujours en veille.

Le traumatisme familial hérité peut se manifester de différentes manières. Émotionnellement, tu pourrais te sentir constamment **anxieux** ou triste sans raison apparente. Tu te surprends à avoir des pensées déprimantes ? Ou à ressentir une peur vague qui ne te quitte jamais ? Peut-être ressens-tu une colère bouillante qui monte d'une seconde à l'autre ? Ces sentiments non maîtrisés peuvent refléter les expériences douloureuses vécues par tes ancêtres.

Tu vois aussi des **comportements** qui se répètent. L'évitement, l'isolement ou même des réactions excessives aux conflits. Tu te replies sur toi-même à la moindre critique ? Ou tu réagis parfois avec une combativité inattendue ? C'est comme si ces anciennes douleurs de ta famille revenaient sans cesse et influençaient ta façon de réagir aujourd'hui.

Même physiquement, les signes ne manquent pas. Tu ressens souvent des maux de tête ou des tensions musculaires inexpliquées ? Peut-être que tu souffres parfois de problèmes digestifs, sans cause médicale ? Des insomnies fréquentes aussi. Tous ces **symptômes** peuvent être les manifestations physiques d'un traumatisme hérité.

Mais comment tous ces signes prennent-ils forme ?

C'est là qu'on parle des "échos émotionnels". Tu vois, c'est comme si les **émotions** et les souffrances de nos ancêtres faisaient écho à travers le temps, s'imprimant en nous. Par exemple, si ton grand-père a vécu la guerre et des conflits intenses, tu pourrais ressentir un stress ou une anxiété semblable, même sans en comprendre la cause directe. C'est un peu comme si ces sentiments non résolus voyageaient à travers les générations, devenant une part cachée de qui tu es.

Et ce ne sont pas juste des histoires ou des légendes de famille. Ce sont des douleurs et des peurs qui, sans traitement, s'enracinent profondément. Elles restent silencieuses mais influencent tes émotions et comportements.

Pour t'aider à reconnaître tout cela, il faut regarder de près les schémas récurrents. Déjà, es-tu toujours attiré par le même genre de relations ou de situations qui ne semblent jamais fonctionner ? Ça te dit quelque chose, non ? Tu répètes des actions qui te causent du tort ou te mettent dans des situations difficiles ? Ce cycle, c'est souvent un signe de **traumatisme** hérité. Regarde aussi les histoires racontées par tes parents, leurs craintes et croyances. Elles révèlent souvent des thèmes qui se répètent, comme le manque de confiance dans certaines situations, ou une peur accrue des conflits.

Ensuite, analyse tes propres rêves et cauchemars. Comment peux-tu en extraire des indices cachés dans ton subconscient ? Ces "échos émotionnels" viennent souvent aussi dans tes rêves. Inquiétant, non ? Cherche les motifs répétés dans tes actions et réactions. Fais attention aux moments où une petite remarque provoque une réaction démesurée.

Ces "schémas" et ces "thèmes" fonctionnent comme des indices, te guidant vers ce qui n'a pas été résolu dans ta famille. Parfois, tenir un **journal** peut t'aider à mettre en lumière ces motifs, révélant les pensées et émotions cachées.

En observant attentivement ces signes et en prenant conscience des schémas, tu fais déjà un pas vers la **guérison**. Simplement en mettant des mots sur ces douleurs passées, tu reconnais leur existence et leur impact. Voilà le début de ton chemin vers la liberté émotionnelle.

## L'impact sur le bien-être personnel

Tu sais, les **traumas** hérités peuvent vraiment perturber ton esprit. Par exemple, quand papa ou mamie te lèguent leur stress et leurs peurs, ça devient ton bagage mental. Pas cool, hein ? Ça peut mener à des problèmes comme l'**anxiété** et la dépression. Imagine essayer de vivre ta vie en portant le poids des soucis que t'as jamais créés. Ça rend les choses plus compliquées. Déjà que c'est assez galère comme ça.

Parlons de comment ça affecte ta tête... Des séries de pensées sombres, des mauvaises décisions, des insomnies... C'est comme si t'essayais d'atteindre tes objectifs avec un parachute rempli de cailloux. Franchement, y'a de quoi péter un câble. En gros, cette anxiété floue et cette tristesse qui traînent tout le temps, elles viennent d'où ? Souvent, c'est ces vieilles histoires non-réglées que tu trimballes. Tu subis le même **stress** que tes ancêtres, et ça finit par te foutre en l'air.

Maintenant, parlons un peu de l'**estime** de soi et de l'identité. Te sentir nul à cause de ce truc qui te colle à la peau, c'est juste crevant. Si tes parents ou tes grands-parents avaient du mal à s'aimer eux-mêmes, ils te refilent cette vision d'eux-mêmes sans même s'en rendre compte. Et toi, tu grandis avec cette image brisée comme si c'était la tienne. Pas étonnant que se forger une bonne estime de soi et une identité claire semble si difficile... Tu vis dans une ombre qui n'est même pas la tienne. Ça se voit dans chaque choix que tu fais, des petites décisions quotidiennes aux grands virages de ta vie.

Du coup, tu prends des chemins qui te conviennent pas vraiment. Tu fais des trucs juste pour coller à cette image fausse que t'as héritée. Pas vraiment toi, quoi. Traverser la vie avec ces vieux **traumas**, c'est un peu comme essayer de naviguer avec une boussole pétée... Au lieu de vivre pleinement, tu t'empêtres dans des choix hasardeux... La galère au quotidien !

Maintenant, j'aimerais te parler du concept de lien traumatique. C'est tellement important. Imagine quelqu'un qui continue à rester dans des **relations** toxiques parce que, ben, c'est ce qu'il a appris. Les traumas non résolus brouillent tes limites personnelles. Établir des relations saines ? Pffiouuu… mission presque impossible. Tu te retrouves embarqué dans des schémas répétitifs parce que tu confonds douleur et amour. Relation après relation, tu accumules encore plus de peine au lieu de trouver du réconfort.

L'influence sur tes relations, c'est frappant. T'es encore en train de chercher l'**approbation**, même de ceux qui te feront souffrir. Dur, hein ? Les limites s'effacent parce que tu sais tout simplement pas les mettre. Ta vie devient un casse-tête où c'est quasiment impossible de séparer ce qui te fait du bien de ce qui te détruit.

Et voilà, tout ce trauma familial, ça te pousse, perturbe ou cerne tes relations. Passer à autre chose, ou t'en sortir, demande un vrai **travail** sur toi... mais bon, c'est faisable. En partant de la **conscience** de ces ressorts enfouis, tu peux doucement délester ton esprit et envisager, petit à petit, un avenir plus serein.

# Briser le Cycle des Blessures Générationnelles

La **guérison** informée par les traumatismes, c'est quoi ? En gros, c'est un truc super utile pour toi si tu veux arrêter de reproduire tes vieux schémas familiaux. Tu sais, ces trucs que tu traînes depuis des générations et qui te pèsent trop. Mentalement, c'est comme si tu donnais à ton cerveau une paire de lunettes nouvelles pour voir les choses différemment. Quand tu comprends mieux ce qui te freine, tu peux mieux le **combattre**, et dire adieu aux vieux fantômes de la famille.

Parlons un peu de comment ça marche. Cette approche t'aide à repérer les **problèmes** qui viennent de loin, souvent involontairement passés de grand-mère à mère, et ainsi de suite. Prendre conscience de ces trucs-là, c'est déjà un énorme pas. Par exemple, t'autoriser à dire que tes parents ont pu faire des trucs pas cool, c'est libérateur. Ensuite, il faut vraiment que tu plonges dans tes propres souvenirs et **sentiments**. Nourris l'idée que comprendre, c'est guérir.

Mais bon, la prise de conscience, c'est un début. Ce qui est essentiel, c'est ta capacité à faire des choix conscients. C'est pas juste une question de dire "mes parents m'ont fait du mal," mais plutôt de te demander : "qu'est-ce que je veux maintenant faire avec ça ?". Prends le temps d'avoir conscience de toi, même quand c'est difficile. Regarde-toi dans le miroir, littéralement et figurativement. Choisir de faire autrement, c'est déjà réussir à briser ce **cycle**.

En fin de compte, il est important que tu réécrivent tes récits familiaux. Imagine ton histoire comme un livre où tu as le dernier mot. Plutôt chouette, non ? En réécrivant l'histoire, tu peux te permettre de voir ta vie et tes ancêtres sous un autre jour, et, souvent, d'un meilleur. Voilà une nouvelle manière de te dire : "Ok, j'ai pas toujours eu la vie facile, mais je peux encore reprendre la plume et rédiger un nouveau chapitre plus positif."

Passons aux détails. Réécrire ton histoire, ça implique d'ajouter de l'**amour** et de la **compassion** là où avant, il n'y avait que de la douleur. Tu peux commencer par changer le regard que tu portes sur ceux qui t'ont fait du tort. Peut-être qu'ils étaient eux-mêmes blessés. Ça n'excuse rien, mais comprendre aide souvent à accepter.

Chaque petit pas compte. Peu à peu, tu te crées un nouveau schéma. Un schéma où les erreurs d'avant ne dictent plus ta manière de vivre et d'aimer.

En conclusion, briser le cycle des blessures générationnelles, c'est un voyage personnel, rempli de **découverte** et de réécriture. Prendre le temps de comprendre d'où viennent les douleurs, choisir consciemment de ne plus les perpétuer, c'est créer un futur plus lumineux pour toi-même et ceux qui viendront après toi.

# En Conclusion

Ce chapitre t'a permis de **comprendre** comment le trauma familial peut influencer ton **bien-être** et ton développement personnel. En mettant en lumière les différentes facettes du trauma familial, des signes d'héritage non résolu aux moyens de briser ce cycle, tu es désormais mieux armé pour **reconnaître** et **travailler** sur ces schémas.

Dans ce chapitre, tu as découvert :

• La définition du concept de trauma familial et son impact sur le bien-être individuel et collectif.

• La **transmission** intergénérationnelle du trauma à travers les comportements, croyances, et émotions.

• Comment le trauma familial non résolu se manifeste dans divers aspects de la vie comme les relations et le développement personnel.

• Les signes communs et manifestations émotionnelles, comportementales et physiques du trauma familial hérité.

- L'importance de la conscience de soi et du choix conscient pour surmonter les schémas de trauma hérités.

Avec cette **connaissance**, tu es outillé pour aborder tes traumatismes familiaux avec une perspective éclairée et proactive. N'oublie pas qu'en **travaillant** sur ces héritages, tu contribues non seulement à ta propre **guérison** mais aussi à celle des générations futures. Fonce avec courage et **engagement**, pour créer un futur plus positif pour toi et tes proches.

# Chapitre 2 : La science derrière le traumatisme hérité

T'es-tu déjà demandé pourquoi certaines **peurs** ou angoisses semblent se transmettre de génération en génération ? Moi aussi. En fait, c'est ce qui m'a toujours **fasciné**. Cette curiosité m'a poussé à explorer des domaines étonnants et éclairants, et je suis sûr que ce chapitre réveillera la même envie en toi. Ici, je vais aborder des points vraiment captivants.

Imagine-toi en train d'explorer les **mystères** de l'épigénétique et les façons dont les traumatismes de ta famille pourraient littéralement s'inscrire dans ton ADN. Ensuite, tu vas découvrir comment ces **blessures** passées façonnent nos réponses au stress aujourd'hui, quelque chose que je trouve tout simplement incroyable. Maîtriser cette **science** pourrait changer la manière dont tu perçois tes propres réactions et celles de ta famille.

Mais ce n'est pas tout. On va aussi parler de ton **système** nerveux autonome. Pourquoi tes battements cardiaques s'accélèrent lorsque tu revis un événement stressant sans même y penser ? Ce genre de trucs va vraiment épater ton esprit. Alors, es-tu prêt à voir le **monde** d'un autre œil ?

## Épigénétique et transmission des traumatismes

On va parler d'**épigénétique**. C'est un peu technique, mais je vais simplifier. L'épigénétique, c'est l'étude des changements dans l'expression des gènes qui ne sont pas causés par des altérations de la séquence d'ADN. Imagine que tes gènes soient comme un bouquin. L'épigénétique, c'est un peu comme ajouter des marque-pages ou souligner des passages, sans réécrire les mots. Ces changements peuvent être **hérités** sur plusieurs générations. Ouais, c'est dingue. Tes émotions et tes expériences peuvent influencer la manière dont les gènes s'exprimeront chez ta descendance.

Prenons un exemple concret. Si tes grands-parents ont vécu une période de **stress** intense ou de **traumatisme** – genre une guerre ou une famine – ça pourrait modifier l'expression de certains gènes. Ces modifications seront transmises à leurs enfants, puis à toi... et ainsi de suite. C'est ouf, non ? Ce n'est pas juste des histoires ou des comportements qu'on hérite, mais des vraies modifs biologiques.

Et comment ces modifications se font-elles exactement ? C'est là que les facteurs **environnementaux** entrent en jeu.

Plutôt fascinant, non ? L'environnement peut influencer l'expression des gènes sans toucher à la séquence d'ADN. Par exemple, le stress chronique, une alimentation déséquilibrée, un traumatisme psychologique, l'exposition à des toxines... tout ça peut activer ou désactiver certains gènes. Tu vois comment un environnement stressant peut faire des ravages.

Un exemple ? Regardons les effets du stress sur le **cortisol**. Quand t'es stressé, ton corps produit du cortisol. Si cette exposition est prolongée, ça peut "éteindre" certains gènes qui contrôlent les réponses au stress. Si ça arrive à une femme enceinte, ça peut aussi impacter son bébé, réglant les réponses au stress chez ce dernier dès la naissance. Et cet effet peut s'étendre à travers les générations.

Pour rendre les choses encore plus intéressantes – quoi de neuf niveau **recherches** ? Plusieurs études montrent comment les traumatismes influencent les générations futures. Par exemple, une étude sur des survivants de l'Holocauste a révélé que leurs enfants avaient des niveaux de cortisol similaires, un phénomène appelé "mémoire épigénétique". Une autre, sur des descendants de personnes ayant vécu la Grande Famine en Chine, a montré des risques accrus de maladies métaboliques chez ces descendants.

Donc, c'est pas juste une supposition. C'est grave réel. Les études montrent que les **traumatismes** vécus par une génération peuvent avoir des impacts biologiques sur les suivantes. C'est ouf, non ?

Quand je pense à ça, je réalise à quel point les choses peuvent se transmettre bien au-delà des simples souvenirs. Comprendre ça peut t'aider à voir tes propres réflexes et réactions sous un angle différent. Tu peux suivre des thérapies ou des techniques pour briser ces cycles.

Voyons aussi comment ces connaissances se relient à ton quotidien. Si t'es au courant que certains de tes comportements ou sentiments sont hérités, ça peut te donner une boussole pour mieux comprendre tes réactions. Peut-être ça diminuera la culpabilité. Parce que parfois, les poids que tu portes, ce ne sont pas vraiment les tiens, mais ceux de tes ancêtres.

T'inquiète pas – t'es pas seul dans ce voyage de découverte. Tout ce que tu vis laisse une empreinte, et cette empreinte, c'est pas une fatalité. Tu as le pouvoir de la reconnaître et de la changer... pour toi et les générations futures.

# Effets neurobiologiques du traumatisme familial

Parlons de comment le traumatisme change notre **cerveau**. Oui, vraiment. Les blessures familiales peuvent modifier la structure et la fonction de ton cerveau. Les zones impliquées ? Surtout celles qui régulent les émotions et la mémoire. Imagine que c'est comme si ton cerveau construisait des murs quand il se sent menacé, des murs qui restent même après que le danger soit passé. C'est dingue, non ?

Quand tu es exposé à un **traumatisme**, ton cerveau essaie de protéger ton corps. Mais parfois, cette protection crée des problèmes. Par exemple, l'amygdale, qui gère les émotions, devient hyperactive. Elle commence à voir des menaces partout. Ensuite, l'hippocampe, qui aide à former des souvenirs, peut aussi rétrécir. C'est comme essayer de mémoriser un bouquin dans une pièce noire. Ton cerveau bosse non-stop pour gérer des émotions puissantes et souvent, c'est galère de fonctionner normalement après ça.

Passons à un truc vraiment cool : la **neuroplasticité**. Ce terme peut paraître barbare, mais en gros, c'est la capacité du cerveau à se réorganiser et à former de nouvelles connexions neuronales. Oui, le cerveau peut se réparer et se transformer, même après un traumatisme. Ça veut dire que tout n'est pas foutu. Il y a de l'espoir, même quand tu penses que rien ne va plus.

Imagine un jardin. Si un arbre est malade, tu peux le remplacer par un autre plus sain. Pareil pour tes neurones, ils peuvent trouver de nouveaux chemins pour transmettre les infos. Trop cool, non ? Se lancer dans des trucs comme la méditation, la thérapie cognitive ou même le sport, c'est comme du compost pour ton esprit. Ces pratiques favorisent des connexions nouvelles et saines et aident à soigner les vieilles blessures.

On enchaîne ? Parlons du **système limbique**. Cette partie du cerveau stocke et perpétue les souvenirs traumatiques. Pas seulement pour toi, mais parfois pour les générations suivantes. C'est ouf que la peine de tes ancêtres puisse encore t'affecter.

Pour t'expliquer, imagine que le système limbique est une sorte de boîte à souvenirs ultra-forte. Toutes les choses difficiles que ta famille a vécues peuvent s'y retrouver. Et malgré le temps qui passe, ces souvenirs peuvent surgir à tout moment. Ça crée ce cycle de peines et de **traumatismes** transmis d'une génération à l'autre. Quand un trauma n'est pas traité, il se planque là et il pèse sur la descendance.

Alors, comment tu fais pour casser ce cycle ? Déjà, le reconnaître est une étape. Ça demande du courage. Ensuite, utiliser cette force que ton cerveau a – la neuroplasticité – tu peux retravailler, reconfigurer ces **mémoires**. Franchement, c'est faisable et super important de s'en occuper. Faire ça, c'est enlever des pierres super lourdes de la boîte à souvenirs.

Bref, la **science** derrière le traumatisme familial est fascinante et donne de l'espoir. Les impacts se voient sur le cerveau, mais il y a aussi des capacités de réparation incroyables. Utiliser la neuroplasticité pour guérir rend tout possible, réduisant l'effet du passé sur le présent. Enfin, éviter de revivre les peines du passé passe par comprendre comment le système limbique peut libérer ces souvenirs.

Continue d'apprendre, explore ces idées dans ta vie. Parce qu'il s'agit de libérer ton cerveau et ton cœur des douleurs anciennes, prêt pour une **guérison** véritable et durable.

# Réponses au stress et schémas hérités

Parlons un peu des réponses adaptatives au **stress**. C'est plutôt fascinant. Ton corps a ce truc incroyable de pouvoir réagir au stress de manière automatique. Imagine que, face à un danger, ton cœur se mette à battre plus vite, ton souffle devienne court - tous ces mécanismes sont là pour te protéger. Une réponse adaptative. Mais quand ces réponses deviennent inadaptées, ça peut devenir problématique. Pourquoi ? Parce qu'à force de vivre systématiquement dans l'alerte, ton système finit par penser que tout est une menace. Pas terrible, hein ? Tu t'imagines être constamment sur le qui-vive ? Ça épuise psychologiquement et physiquement.

Les réponses au stress qui, jadis, étaient censées te protéger, se mettent à te faire du tort. Par exemple, si ton corps réagit, à chaque événement banal, comme si c'était une question de vie ou de mort, ça peut mener à des problèmes comme l'**anxiété** ou l'insomnie. Ton système nerveux est comme une alarme incendie qui se déclenche pour de la fumée de cuisine. Le stress chronique brûle toutes tes réserves d'énergie et de calme. C'est plus de stress que du repos.

Transition toute simple là-dessus : ces réactions exagérées peuvent aussi être héritées. Passons maintenant aux **traumatismes** hérités. Quand on parle de traumas hérités, y'a toute une histoire derrière. Tu sais, ces récits de famille qui traînent parfois comme des valises ? Imagine que ces histoires pèsent sur toi plus que tu ne le penses. Tu t'imagines bien qu'un trauma non traité passe très mal d'une génération à l'autre. Ce n'est pas que dans ta tête ; ton corps s'en souvient aussi.

Quand des traumas restent non résolus, ils peuvent causer une réactivité accrue au stress. Par exemple, si tes grands-parents ont vécu des temps vraiment difficiles, leurs mécanismes de **survie** se sont ancrés profondément. Toi, tu viens au monde avec une nervosité de base plus élevée. Ton système nerveux est déjà réglé sur une fréquence d'alerte plus haute. C'est là que ça déséquilibre tout. Tu vois pourquoi, tant que ce n'est pas réglé, même les petites contrariétés peuvent déclencher de fortes réactions ? C'est épuisant pour tout le système, un véritable cercle vicieux.

Ah, et parlant du système épuisé, il va falloir parler des conséquences sur la **santé** à long terme maintenant. On arrive à relier directement les traumas hérités et les problèmes chroniques de santé. Quand ton corps est constamment dans cet état d'hyper-vigilance, tous tes systèmes en prennent un coup. Tu parles d'un foie surmené, un cœur fatigué, des intestins stressés. Ces tensions continues peuvent aggraver des conditions comme les maladies cardiovasculaires, les troubles digestifs, voire certains cancers. Aussi extrême que ça puisse paraître, c'est l'accumulation des traumas vécus et hérités qui pèse lourdement.

Finalement, comprendre et reconnaître ces **schémas** stressants hérités, c'est ouvrir la porte à la libération de ces charges émotionnelles. Travailler dessus entraîne un système nerveux plus **équilibré**, moins de stress, et un corps en meilleure forme. Pas de baguette magique ici, juste une démarche pour une vie plus sereine. C'est crucial pour commencer à te décharger de ce bagage invisible. Voilà pourquoi il est si important de briser ces cycles pour un **futur** plus doux et calme.

# Le Rôle du Système Nerveux Autonome

Parlons du **système nerveux autonome**. En gros, c'est ce qui gère toutes les fonctions automatiques du corps comme la respiration et les battements de cœur. Il y a deux branches principales : le sympathique et le parasympathique.

La branche **sympathique**, c'est celle qui s'active quand tu es stressé ou en danger. Ton cœur bat plus vite, ton corps se prépare à "lutter ou fuir". C'est super utile si tu dois échapper à un danger brutal.

De l'autre côté, il y a le **parasympathique**, responsable du repos et de la digestion. Tu te détends, ton cœur ralentit, et tu t'occupes de la réparation corporelle. En gros, un équilibre délicat entre ces deux branches te garde en bonne santé et bien régulé.

Mais voilà où ça se complique : le **traumatisme**. Quand tu vis un traumatisme, ça perturbe cet équilibre. Ton système nerveux autonome peut se bloquer en mode sympathique, te mettant en état d'alerte constante.

Imagine vivre tout le temps comme si tu devais t'enfuir d'un danger... Pas cool, hein ? Cette dysrégulation chronique cause plein de problèmes, comme de l'anxiété et des troubles du sommeil. La ligne floue entre stress actif et relaxation devient quasi inexistante. Ça affecte non seulement ton bien-être mental, mais aussi ton corps au quotidien.

Pour passer à quelque chose de plus subtil, parlons de la "**neuroception**". Ce terme, un peu technique, fait référence à comment ton système nerveux évalue inconsciemment ton environnement pour des dangers.

Ton système, sans que tu t'en rendes compte, "scrute" continuellement ce qui t'entoure pour repérer du danger. Chez ceux qui ont vécu des traumas, ce système est hypersensible et détecte souvent des menaces même dans des situations sûres. Pas cool pour ceux qui cherchent la paix intérieure.

Encore plus intéressant, cette réponse peut se transmettre aux générations suivantes. Les enfants naissent parfois avec cette alarme déjà en place à cause des traumas vécus par leurs parents ou grands-parents. Eh oui, les réponses traumatiques peuvent être perpétuées d'une génération à l'autre, pas simplement vécues personnellement.

Remarque comment des sensations de **stress** sans cause apparente peuvent s'enraciner dans la vie courante. C'est là la beauté cruelle de la neuroception et de la transmission de trauma. Des situations quotidiennes peuvent devenir des menaces perçues automatiques, des "réponses de survie intempestives" en quelque sorte.

Cette connaissance est cruciale pour briser le cycle. En comprenant comment le système nerveux autonome et la neuroception fonctionnent, tu peux commencer à voir comment tes ressentis et réactions actuels sont parfois hérités. Cela n'excuse pas tes faiblesses, mais donne un cadre pour mieux te comprendre.

Alors, plutôt que de te demander pourquoi tu te sens tendu sans raison évidente, considère que c'est peut-être ton système autonome qui se manifeste en réponse à un cycle de trauma. En étant conscient de cela, tu peux enfin travailler sur des techniques apaisantes et régulatrices. Il s'agit d'une technique parmi d'autres pour la **guérison**.

Pour finir sur cette idée, marcher vers un avenir plus calme, c'est permettre une compréhension plus large et une auto-compassion. C'est un processus, et tu avances déjà, ne serait-ce qu'en possédant cette nouvelle compréhension.

# En Conclusion

Dans cette conclusion, je vais mettre en lumière les éléments importants que tu as découverts dans ce chapitre. La **science** derrière le **traumatisme** hérité est à la fois fascinante et essentielle pour comprendre comment certaines expériences passées peuvent continuer à influencer ton présent.

Dans ce chapitre, tu as vu ce qu'est l'**épigénétique** et son rôle dans la transmission intergénérationnelle des traumatismes. Tu as appris comment les facteurs environnementaux peuvent modifier l'expression des **gènes** sans changer les séquences d'ADN. Les études récentes que tu as explorées montrent les effets épigénétiques des traumatismes à travers les générations.

Tu as également découvert comment le traumatisme change la structure et la fonction du **cerveau**, surtout dans les zones liées à la régulation des émotions et à la mémoire. Le concept de "**neuroplasticité**" t'a été présenté, ainsi que ce qu'il signifie pour la guérison des traumatismes hérités.

En utilisant les infos partagées dans ce chapitre, tu es mieux équipé pour comprendre et peut-être atténuer les impacts des traumatismes transmis à travers les générations. Applique ces connaissances au quotidien pour créer un futur plus positif pour toi-même et ceux qui t'entourent. Ensemble, faisons le choix de transformer la compréhension en **action**.

# Chapitre 3 : Identifier les schémas de traumatismes familiaux

T'es-tu déjà demandé si tes **émotions** pouvaient provenir de bien plus loin que tes expériences personnelles ? Je me suis posé cette question un jour, et ça a tout changé. Ici, on va plonger ensemble dans quelque chose de profondément ancré en chacun de nous.

Dans ce chapitre, tu vas découvrir, pas à pas, comment reconnaître ce que j'aime appeler l'**héritage émotionnel**. Ces émotions cachées, ces secrets de famille, eh bien, on va les mettre au grand jour. Tu verras comment **cartographier** l'histoire émotionnelle de ta famille. C'est dingue à quel point ce passé non résolu peut influencer ton présent.

Je t'invite à explorer les lignes de ce chapitre pour connecter tes **luttes** actuelles aux événements passés. Crois-moi, ça vaut le détour. Soyons **curieux** ensemble et transformons ce mystère en connaissance précieuse. Tu seras bluffé par ce que tu vas apprendre.

En examinant ces **schémas** familiaux, tu pourras mieux comprendre tes **réactions** et tes comportements. C'est comme si tu déterrais un trésor enfoui depuis des générations. Alors, prépare-toi à une sacrée aventure émotionnelle ! On va décoder ensemble ces **traumatismes** qui se transmettent silencieusement, et tu verras, c'est libérateur.

## Reconnaître l'héritage émotionnel

T'es-tu déjà demandé pourquoi certaines **émotions** semblent surgir de nulle part ? En fait, parfois, elles ne t'appartiennent même pas. On parle alors d'**héritage** émotionnel, une sorte de bagage que tu portes sans le savoir, transmis de génération en génération.

On t'a appris à réagir d'une certaine façon sans que tu aies réellement eu le choix. Imagine, ton grand-père a vécu une vie remplie d'angoisses, il a refoulé ses émotions à force d'événements stressants. C'est comme un reflet de ça qui s'écoule jusque dans ta vie. Mais comment ça se manifeste concrètement ? Eh bien, t'as peut-être cette **anxiété** chronique qui te paralyse de temps à autre, comme une vieille habitude qui refuse de disparaître. Ou alors, cette tristesse inexpliquée, comme une mélancolie persistante sans raison apparente. Ça te parle ?

S'ancrer dans ta tête, c'est devenu ton quotidien, parfois sans même que tu en sois conscient. C'est peut-être ta mère qui te disait "Ne montre pas trop tes émotions, sois fort !". Tu vois ? Ce sont des **schémas** qui rappellent constamment que tu n'es pas une ardoise vierge.

D'un coup, réfléchir sur ces émotions héréditaires peut sembler accablant, non ? Il y a cette idée de **climat** émotionnel familial qui joue un rôle crucial. En gros, tu as grandi dans une ambiance particulière, nourrie par les émotions manifestées et celles refoulées par tes proches. Imagine que tu es une plante, bien implantée dans ce terreau émotionnel, c'est cet environnement qui façonne tes réactions et mécanismes de coping.

Si ta famille baignait dans un océan de colère et de querelles, il n'est pas surprenant que ta première réaction par défaut soit d'y répondre par l'agressivité. Ou peut-être as-tu grandi dans un silence lourd de non-dits et de tensions non résolues ; du coup, ton mécanisme à toi, tu es devenu expert du silence stratégique aussi. Tu vois comment tout s'imbrique ? Ces environnements émotionnels, tu en hérites autant que de ton ADN.

Indéniablement, comprendre ces schémas permet de commencer à les briser. Perso, ça m'a aidé à voir plus clair. Je n'avais jamais pensé que ma tendance à ruminer le passé avec tristesse pouvait être héritée de ma grand-mère que je n'ai jamais connue. Bluffant ? Pas tant que ça, si tu creuses un peu.

Ok, sortons du puzzle des émotions héritées. Il est essentiel de savoir comment aller au-delà. La première étape est de reconnaître que ça existe. Ensuite, traiter ces schémas en changeant consciemment ta façon de réagir. L'identifier cassera cette chaîne invisible. Comment ? Commence petit, observe-toi, réagis autrement même quand c'est contre-intuitif. Les **conversations** de reconnaissance avec la famille peuvent être libératrices.

Finalement, transforme ce bagage émotionnel hérité pour arrêter le cycle de **transmission**. Fixe-toi des petits objectifs et sois gentil avec toi-même dans ce processus. Parce que laisser l'héritage immobile, c'est priver les générations futures d'une richesse émotionnelle complètement nouvelle !

Ouf, gros morceau à avaler. Mais t'as tout ici pour commencer à explorer tes propres schémas cachés. Plus tu en sauras là-dessus, mieux tu pourras agir pour soigner et transformer ton propre climat émotionnel familial. On se revoit quand t'auras fait tes petites **découvertes** ?

# Découvrir les secrets et les silences familiaux

T'es-tu déjà retrouvé face à une **révélation** familiale inattendue super tard dans ta vie ? C'est dingue comme les secrets de famille peuvent débarquer telle une bombe, te balançant toutes les conséquences d'un coup. Ces secrets et les **traumatismes** passés qu'on garde sous silence impactent bien plus que toi seul. En fait, ils peuvent laisser des traces sur les générations à venir.

Quand un gros truc reste non-dit, ça crée un espace de **mystère** qui rend tout le monde tendu sans même s'en apercevoir. Peut-être que ton grand-père a vécu une tragédie majeure mais n'en a jamais pipé mot... Et sans vouloir fouiner dans ses souvenirs, ces expériences peuvent, mine de rien, devenir un poids sur tes épaules. T'es-tu jamais senti mal sans savoir pourquoi ? Souvent, c'est lié à ces histoires **silencieuses** et cachées.

Imagine maintenant une famille entière où tout le monde sait mais personne ne parle. C'est la "**conspiration** du silence". C'est comme si tout le monde se cachait derrière un rideau, croyant que rien ne se voit. Mais il se passe des trucs sérieux ici, car ça devient comme un fruit défendu. Ceux qui savent craignent qu'en parlant, ils feront plus de mal, tandis que ceux qui ne savent pas ressentent une angoisse sans origine précise. Résultat ? Le **trauma** n'a d'autre choix que de se transmettre en douce, perpétuant la chaîne silencieuse du mal.

D'ailleurs, t'es-tu déjà senti dans une ambiance tendue sans pouvoir l'expliquer ? Ce n'est pas toi, c'est cette espèce de conspiration subconsciente qui pèse. Et plus ça dure, plus c'est galère de briser ce cycle vicieux.

Alors, comment déchirer ce voile de silence ? Il faut vraiment briser ce foutu **tabou** ! En parler, déterrer les secrets, même ceux qui font pleurer ou qui semblent trop lourds à gérer. Combien de silences reposent sur des histoires exagérées, mal racontées ou simplement oubliées ? Si chacun commence à s'exprimer - oui, c'est super dur - on peut finir par comprendre d'où vient tout ce bordel émotionnel.

Par exemple, tu pourrais commencer par poser des petites questions innocentes aux membres plus âgés de ta famille en privé, là où ils se sentent en confiance. Juste glaner des bouts d'info par-ci, par-là. Ok, ça peut paraître flippant. Tu risques peut-être de tomber sur une vieille, vieille blessure, mais mieux vaut une vraie cicatrice qu'une plaie purulente cachée.

Tu piges, il faut parler et vraiment encourager tout le monde à le faire. Pas besoin de dramatiser, juste essayer de comprendre nos **héritages**. C'est un peu comme ouvrir une vieille boîte à chaussures pleine de lettres jaunies et de photos en noir et blanc. Certes, certaines photos feront couler des larmes, mais d'autres n'apporteront pas que de la tristesse. Parfois, ça peut être un sacré soulagement, presque comme si tu te débarrassais d'un gros poids que tes épaules supportaient, et au final, tu découvres que ce poids n'était même pas le tien depuis le début !

# Cartographier l'héritage émotionnel de ta famille

On va parler d'un truc super utile : les **génogrammes** émotionnels. C'est comme un arbre généalogique, mais au lieu de simplement lister les noms et les dates, il montre les schémas émotionnels et les comportements au fil des générations. Ces cartes peuvent révéler plein de choses cachées sur ta famille. En gros, c'est comme mettre sous les projecteurs des schémas que tu ne vois peut-être pas à l'œil nu.

Tu peux commencer ton génogramme en dessinant les membres principaux de ta famille. Ensuite, ajoute des symboles ou des couleurs pour montrer les **émotions** dominantes (colère, tristesse, joie) et les comportements (comme l'abus de substances ou les conflits récurrents). Si plusieurs membres de ta famille prennent souvent des décisions basées sur la peur ou la colère, ça se verra vite avec un génogramme émotionnel. Tu ne t'es peut-être jamais senti aussi proche de tes ancêtres, hein ?

Imaginons que ta carte est complète. Tu remarques que certaines émotions reviennent vraiment trop souvent. Pas top, hein ? Mais identifier ces thèmes récurrents, c'est énorme. Par exemple, si trois générations connaissent des **séparations** compliquées, réfléchir au pourquoi pourrait bien t'aider à ne pas répéter ces erreurs. À chaque branche de l'arbre, tu observes et tu notes.

Maintenant, passons à l'**archéologie** émotionnelle. Oui, c'est aussi intéressant que ça en a l'air. On parle de déterrer ces traumatismes familiaux planqués bien profond. Voilà ce qui nous attend souvent : des secrets gigantesques et des schémas émotionnels non résolus qui ont hanté nos ancêtres et nous ont influencés à notre insu.

Tu commences en discutant avec les plus vieux membres de ta famille. Ils ont souvent les meilleures anecdotes - et parfois même des histoires gênantes. Intéresse-toi à leurs **relations**. Parle de quiconque dont on n'aime pas trop discuter pendant les repas de famille. C'est souvent là que se cachent les fissures émotionnelles.

Pendant que tu écoutes, note tout. Même ce qui te semble insignifiant. Ça pourrait aider plus tard. Interroge-toi : pourquoi ces **secrets** ? Pourquoi ces comportements se répètent-ils ? Petit à petit, à mesure que tu avances dans ta fouille, les pièces du puzzle se connectent.

En posant toutes ces questions et en poursuivant tes enquêtes, tu finis par comprendre d'où viennent ces schémas gênants. C'est comme si une génération après l'autre passait ses **frustrations** par voie héréditaire, juste avant de voir la lumière du jour !

Faire un génogramme émotionnel et pratiquer l'archéologie émotionnelle peuvent vraiment changer la façon dont tu vois et comprends ta famille. Ces techniques te permettent non seulement de découvrir les secrets enfouis mais aussi de briser ces chaînes **traumatiques**. On voit que chaque découverte peut parfois coûter cher émotionnellement, mais à chaque brèche ouverte, tu poses les fondations pour un avenir plus apaisant !

# Relier les luttes actuelles aux événements passés

Tu sais, ce **moment** où tu te sens submergé par des trucs du quotidien et tu te demandes pourquoi ces situations te chamboulent autant ? On va parler de ce concept, le "collapse temporel". C'est quand les **événements** passés semblent toujours présents dans ton esprit. Parfois, les vieux souvenirs de famille se mélangent à ce que tu vis aujourd'hui, comme si tout arrivait en même temps.

Imagine cette scène où tu vis une **dispute** qui te met dans tous tes états. Ces vieux conflits que t'as eus avec tes parents quand t'étais ado reviennent à la surface dans tes moments difficiles. Et ce n'est pas que dans ta tête ! Ton **corps** réagit aussi, comme si c'était hier. T'as le cœur qui s'emballe, des sueurs froides, une rage intérieure... Comme si t'y étais encore. Ça, c'est le "collapse temporel".

Reconnaître ça, c'est **crucial** pour avancer. Quand tu piges que ce que tu ressens aujourd'hui découle de ta vie passée, tu ouvres une porte vers la guérison. Tu peux enfin voir que ces réactions sont des échos de ton histoire, pas juste des réactions bizarres sans raison.

Comment repérer ces "échos émotionnels" ? Imagine, t'as une deadline au boulot et tu stresses à mort. Cette **angoisse**, elle n'est peut-être pas juste due à la pression du taf. Elle réveille peut-être des peurs que t'as ressenties plus jeune. Des attentes impossibles que tes parents avaient pour toi. Quand tu te sens obligé de plaire à tout le monde, c'est sûrement un écho émotionnel de ces moments à la maison où tu devais être parfait.

Pour repérer ces échos, prends du temps pour toi. Pense à ces moments de stress, de tristesse ou même de colère. Essaie de voir si ces **émotions** ont des racines dans le passé. Parfois c'est évident, d'autres fois ça demande un peu plus de réflexion. Note ces moments, ça peut vraiment t'aider à y voir plus clair.

Pourquoi c'est si important de contextualiser tes problèmes dans l'histoire familiale plus large ? Parce que ça donne du sens à tes luttes personnelles. Si ta grand-mère était une réfugiée fuyant une guerre, la peur de l'inconnu pourrait être transmise sur plusieurs générations. En reconnaissant ça, tu comprends mieux pourquoi tu flippes face à l'incertitude.

Cette contextualisation, c'est pas pour trouver des excuses mais pour avoir plus de **compassion** envers toi-même. Quand tu réalises que tu portes pas que tes propres craintes mais aussi celles de tes ancêtres, un poids s'en va de tes épaules. Ça te donne aussi l'occasion de voir tes luttes personnelles comme des opportunités de briser la chaîne. Tu te libères peu à peu, et ça ouvre de nouvelles perspectives.

En rassemblant tout ça, tu vois que ton présent est connecté à ton passé bien plus que tu ne le penses. Comprendre ça, c'est poser la première pierre pour construire une vie plus sereine. Les échos émotionnels, la contextualisation, tout ça fait partie du puzzle de ta **guérison**. En affrontant ces fantômes, tu crées une nouvelle histoire, sans les bagages lourds de tes ancêtres, avec plus de légèreté et de liberté.

# En conclusion

Ce chapitre t'a aidé à **identifier** et à comprendre les schémas de **traumatisme** familial que tu peux avoir hérités. Il est essentiel de reconnaître les influences auxquelles tu es sujet pour te libérer de ces poids **émotionnels**. Voici les principaux points à retenir de ce chapitre.

Tu as vu l'importance de comprendre l'**héritage** émotionnel et comment il façonne tes réactions face aux événements de la vie. Tu as découvert les schémas émotionnels courants qui peuvent indiquer un traumatisme hérité, comme l'anxiété chronique ou une tristesse inexpliquée. Tu as aussi appris le rôle du climat émotionnel familial dans la formation de tes réponses émotionnelles et de tes mécanismes d'**adaptation** individuels.

Tu as exploré l'impact des secrets de famille et des traumas non dits sur les générations suivantes. Tu as également appris comment relier tes luttes actuelles aux événements passés et contextualiser tes défis personnels dans l'histoire familiale plus large.

Pour conclure, il est crucial de mettre en pratique ce que tu as appris, afin de commencer un chemin vers la **guérison** de ces blessures héritées. Cette prise de conscience t'aidera non seulement à te sentir mieux, mais aussi à créer un futur positif, libéré du bagage émotionnel du passé. Tu as maintenant les outils pour cette **transformation**. Profites-en pour construire une vie plus alignée avec tes aspirations et pleine de sérénité.

# Chapitre 4 : Le Langage du Traumatisme Hérité

As-tu déjà remarqué comment certaines **émotions** te semblent naturelles ? Tu t'es peut-être demandé pourquoi ? C'est comme si nos âmes portaient les **histoires** de nos ancêtres. Toi et moi, nous avons tous hérité de petites parcelles d'émotions non résolues et de **croyances** cachées.

Dans ce chapitre, je vais décoder avec toi ton **vocabulaire** émotionnel de base. Ensuite, tu vas identifier des thèmes récurrents dans ta vie. Tu seras surpris de voir comment certains **comportements** hérités influencent encore tes décisions. Il y a des narratifs familiaux cachés qui attendent d'être **découverts**.

Ce sera un peu comme une chasse au trésor. Tu vas peut-être déterrer des **secrets** ou réaliser des choses profondes. Tu te sens **courageux** ? Je pense que tu vas aimer ce que tu vas découvrir. Continue à lire et voyons ce que ce chapitre a à t'offrir.

## Décoder ton vocabulaire émotionnel de base

Parfois, tu te demandes pourquoi certaines **émotions** se répètent sans cesse dans ta vie. Observe les thèmes émotionnels récurrents que tu vis au quotidien. L'anxiété, la tristesse ou même la colère ? Il est possible qu'ils soient plus qu'une simple réaction à ton environnement. En réalité, ces émotions peuvent être des indicateurs d'un **traumatisme** hérité. Prends du recul et examine les schémas dans tes ressentis. C'est un excellent point de départ pour comprendre ce qui se cache derrière eux.

Imagine que chaque fois que tu fais face à une situation stressante, tu te sens complètement paralysé. Tu te dis peut-être que c'est juste toi. Mais il se pourrait que ton grand-père ait réagi de la même manière face aux défis de la vie. Ces émotions ne sortent probablement pas de nulle part. En identifiant ces thèmes, tu commences à tracer le chemin vers tes **empreintes** émotionnelles.

Mais qu'est-ce qu'une "empreinte émotionnelle" exactement ? Vois-la comme des traces laissées par des événements passés sur ton esprit actuel. Ces empreintes reflètent souvent des schémas de **traumatisme** familial. Les expériences vécues par tes parents ou grands-parents peuvent laisser des marques invisibles, influençant ta façon de réagir aux choses. Ces réponses émotionnelles répétitives (comme stresser face à l'échec) montrent que tu reproduis peut-être inconsciemment des comportements appris à travers les générations.

Prenons un exemple : ta grand-mère a vécu la guerre. Ses réactions de peur et d'anxiété se transmettent subtilement, à travers les récits, l'éducation, ou simplement les comportements. Ainsi, les émotions deviennent une sorte de langage, une "empreinte émotionnelle" qui t'affecte même si tu n'as pas vécu la même réalité.

Pour vraiment comprendre cela, tu pourrais suivre ce que certains appellent la "**Cartographie** Émotionnelle". Ça peut sembler technique, mais c'est simple. Prends un carnet et note tes émotions chaque jour. Quand tu te sens triste ou irrité, décris les circonstances, qui était présent, et ce que tu as ressenti. Avec le temps, tu verras des schémas émerger.

Des exemples concrets peuvent éclaircir ça. Disons que chaque fois que tu vois ton frère, tu ressens de l'irritation. En cartographiant ces moments, tu pourrais réaliser que cette irritation vient de comparaisons constantes faites par tes parents depuis ton enfance. Ou peut-être ressens-tu un vide chaque fois que tu entres dans la vieille maison familiale. Cette maison pourrait évoquer des souvenirs de discordes passées, et ton émotion devient une empreinte héritée.

Évidemment, cette cartographie n'est pas facile – il faut être honnête et ne pas juger ses propres sentiments. Mais ça aide énormément. Le simple fait de noter et de comprendre le modèle t'offre une clarté essentielle.

Comprendre ces empreintes ouvre la voie à la **guérison**. Ce n'est pas magique, ça prend du temps, mais la cartographie émotionnelle aide à identifier les racines profondes de nos ressentis. En fin de compte, cette technique te permet de dessiner un nouveau chemin, libérant ton esprit des schémas émotionnels hérités, créant une voie vers un **avenir** positif et léger.

# Identifier les thèmes récurrents dans ta vie

Pour commencer, tu dois apprendre à reconnaître les **situations** de vie répétitives qui peuvent être enracinées dans les **traumatismes** familiaux. C'est pas facile au début, mais en observant attentivement ta vie, tu vas commencer à voir des motifs. Réfléchis aux situations qui se répètent. Par exemple, est-ce que tu te retrouves toujours dans des relations où tu te sens abandonné ? Est-ce que tu choisis souvent des boulots qui te rendent malheureux ? Parfois, ce sont des cycles qui se répètent sans qu'on s'en rende compte. Et ça, c'est souvent lié à des blessures passées que t'as héritées de ta famille.

Les "scripts de vie", c'est un concept vachement intéressant. C'est un peu comme si tu suivais un **scénario** écrit avant même que tu sois conscient de tes choix. Ces scripts sont souvent influencés par les traumatismes hérités. Imagine que ta famille a vécu des drames, comme des abandons ou des échecs financiers, et ces histoires s'incrustent dans ton quotidien sans que tu le saches. Au final, tu finis par rejouer ces drames encore et encore. C'est inconscient mais super puissant. Par exemple, si tes ancêtres ont connu la pauvreté, tu pourrais inconsciemment saboter tes propres chances de **succès**.

Passons à l'exercice "Suivi des Thèmes". Cet exercice va t'aider à identifier et documenter les motifs récurrents de ta vie. Prends un carnet et commence par écrire les **événements** importants de ta vie. Classe-les en différentes catégories comme les relations, le taf, la santé, ou même tes émotions. Note chaque fois que tu remarques un schéma ou une situation qui s'est répétée. Fais ça régulièrement, et tu commenceras à voir des motifs. Ça peut être un truc du genre "toujours me sentir rejeté" ou "souvent me retrouver dans des tafs stressants". Une fois les thèmes identifiés, écris ce que tu ressens à propos de chacun d'eux. Comment ça te fait sentir ? Quelles sont les **émotions** qui viennent ? Ensuite, analyse lequel de ces thèmes pourrait être lié à l'histoire de ta famille.

Rends-toi compte que ce boulot demande du temps et de la patience. Mais en prenant ces notes, tu pourras mieux comprendre les schémas et décider de les changer. C'est à ce moment-là que tu commences vraiment le processus de **guérison**. Ces découvertes vont te permettre de modifier tes comportements et de choisir consciemment d'autres voies.

En identifiant ces thèmes récurrents, tu pourras également mieux piger ta propre histoire. Ça te donnera des clés pour t'en libérer. La simple prise de **conscience** de ces scripts est déjà un grand pas. Ensuite, c'est toi qui as le pouvoir d'écrire un nouveau scénario. Rappelle-toi, tout le monde peut changer le cours de sa vie, même si ça prend du temps.

Ainsi, en suivant ces étapes, tu pourras transformer ta relation avec tes expériences passées et créer une vie plus épanouie et alignée avec qui t'es vraiment. Alors, prêt à commencer ?

# Reconnaître les croyances et les comportements hérités

Parfois, c'est **difficile** de savoir si une croyance vient de toi ou si tu l'as reçue de ta famille. Ça arrive souvent, surtout quand tu vis dans une famille où certains **comportements** se transmettent de génération en génération. Donc, comment peux-tu faire la différence entre ce que tu as développé toi-même et ce qui est hérité ?

Déjà, pense à certaines croyances ou idées que tu as sur toi-même ou sur le monde. Demande-toi : est-ce que j'ai toujours cru ça ? Ou est-ce que j'ai commencé à le penser après une remarque d'un parent ou dans une situation familiale particulière ? Par exemple, si tu crois que montrer tes **émotions** est une mauvaise chose et que c'est quelque chose que tes parents te disaient souvent, c'est possible que cette croyance ne vienne pas de toi.

Un autre truc, c'est de regarder comment tu réagis dans certaines circonstances stressantes. Si tu te comportes de la même manière que tes parents ou tes grands-parents dans ces situations, il y a des chances que tu aies adopté des mécanismes de coping intergénérationnels, sans vraiment t'en rendre compte.

Parlons maintenant de la transmission intergénérationnelle des mécanismes de coping. C'est un concept **intéressant**. Il s'agit de comprendre que certaines façons de faire face au stress, aux conflits, ou aux défis sont transmises de génération en génération. Par exemple, si ta famille a tendance à éviter les conflits ou à tout garder pour elle, ces comportements peuvent t'affecter. Ça veut dire que tu peux réagir de la même manière dans des situations similaires, même si ce n'est pas la meilleure manière pour toi personnellement.

Pense à tes **réactions** face aux problèmes. Est-ce que tu as tendance à agir d'une certaine manière comme te le conseillaient tes parents ? Peut-être que c'est un comportement appris et non quelque chose qui vient naturellement de toi. Souvent, ces mécanismes sont adoptés sans qu'on s'en rende compte, car c'est ce qu'on a vu et appris pendant qu'on grandissait.

Pour creuser encore plus, utilisons la technique de l'Origine des Croyances. C'est simple, mais **efficace**. Pour retracer les racines de tes croyances et comportements fondamentaux, commence par noter tes croyances principales : "Je dois être fort", ou "Montrer ses émotions est un signe de faiblesse". Puis, pense à des moments précis où tu as ressenti une nouvelle crédibilité à ces croyances ou où on te les a inculquées. C'était suite à une remarque de quelqu'un, un événement marquant ? Note tout ce que tu trouves.

Ensuite, essaie de te rappeler si quelqu'un dans ta famille agissait selon ces mêmes croyances. Si oui, tu as peut-être trouvé l'origine familiale. Faire cet exercice permet de mieux comprendre d'où viennent certaines idées qui dirigent nos vies, et aussi de décider si elles nous servent réellement. Tu pourrais réaliser que ces croyances sont plutôt des **blocages** qu'un appui, et que les laisser derrière toi pourrait être libérateur.

En fin de compte, distinguer tes propres croyances de celles héritées de ta famille peut te permettre de vivre de façon plus **authentique**. Donc, prends le temps d'examiner tes croyances avec un esprit ouvert. Tu pourrais être surpris des résultats.

# Découvrir les récits familiaux cachés

Parfois, tu ne sais même pas pourquoi tu fais certaines choses. C'est peut-être de vieilles attentes ou des règles qui s'infiltrent dans ta tête sans que tu t'en rendes compte. Ça vient souvent de ta **famille**, et ça peut découler de **traumas** qu'ils ont vécus. Par exemple, tu n'as peut-être jamais eu le droit de parler de sentiments parce que ce n'était pas bien vu. Ou on t'a toujours poussé à être parfait, peut-être parce que des ancêtres ont raté des trucs importants et ils veulent que tu redresses la barre... même sans le savoir.

Il faut apprendre à reconnaître ces règles non dites. C'est en écoutant et en observant. Déjà, quand tu entends des phrases comme "dans notre famille, on..." ou "les [nom de famille], eux, ils...", ça peut vite te donner un indice. Ce n'est pas écrit noir sur blanc, mais on te fait bien comprendre ce qui compte pour ta famille. Peut-être une insistance bizarre sur la loyauté, ou un poids énorme sur la réputation. Si tu y réfléchis, tu peux souvent retracer ça à des histoires de douleur ou de peur qui passent de **génération** en génération.

Et puis, on a aussi des "**mythes** familiaux". C'est l'ensemble des récits qu'on se raconte dans la famille et qui façonnent nos façons d'être et de penser. Genre, il y a la "forteresse" - la famille qui s'isole et se méfie des autres après un ancien coup dur. Ou la "famille parfaite" qui bosse à n'en plus finir pour garder une image irréprochable. Ces histoires, quand elles sont négatives ou limitantes, ça n'aide pas du tout à briser les cycles de trauma. Elles les renforcent même. En les connaissant, tu peux commencer à te libérer de ces vieux schémas.

Passons maintenant à l'**exploration** narrative. C'est quoi ce truc ? C'est un exercice pour essayer de gratter un peu tout ça. L'idée, c'est de prendre un peu de distance, comme si tu regardais tout ça depuis l'extérieur. Voici comment tu peux le faire :

• Prends une feuille et un stylo. Écris les récits que tu connais sur ta famille.

• Note les phrases et les histoires qui reviennent souvent : les succès, les échecs, les croyances.

• Cherche les thèmes communs : isolement, perfection, sacrifice ?

• Demande-toi ce que ces histoires disent sur les règles et les attentes de ta famille.

- Essaie de voir si certains événements traumatiques apparaissent en filigrane.

Une fois que tu as mis tout ça à plat, vois comment ça interagit avec ta propre vie. Est-ce que ça te pèse, ou te freine ? Écrire tout ça, parler avec les plus vieux, ça peut débloquer plein de choses. Tu apprends vraiment à repérer et sortir de ces schémas.

Figure-toi que ces motifs cachés dans les **récits**, ça joue vraiment. Relier les histoires familiales, comprendre ces mythes aide à te libérer. Non seulement tu vois d'où viennent ces influences, mais tu peux choisir de ne pas les laisser agir sans arrêt. C'est puissant !

En creusant un peu plus profondément, tu files une claque à ces vieilles croyances gênantes. Oui, ça va t'aider à foutre un coup de pied et bâtir une vie affranchie de ces chaînes, légères ou lourdes. Tu te rends bien compte qu'il y a plein d'élans invisibles qui décident à ta place. Une fois dehors, c'est une sensation magistralement... **libératrice**, quoi.

Courage ! On sort tous peu à peu de nos "récits familiaux". En gros, il faut juste commencer à raconter une nouvelle **histoire**.

# En conclusion

Ce chapitre t'a permis de **comprendre** les émotions héritées de ta famille. Tu as exploré comment ces émotions peuvent **influencer** ta vie quotidienne et comment les reconnaître pour briser les cycles de **traumatisme** familial. Voici les points essentiels que tu dois retenir :

Tu as appris à identifier les thèmes **émotionnels** récurrents dans ta vie de tous les jours. On a abordé le concept des "empreintes émotionnelles" et leur lien avec les **traumatismes** familiaux. Tu t'es familiarisé avec la technique du "cartographe des émotions" pour analyser tes états émotionnels fréquents. Tu as aussi appris à reconnaître les situations de vie répétitives qui peuvent être enracinées dans les traumatismes familiaux. Enfin, on a exploré le concept des "scripts de vie" influencés par les traumatismes hérités.

Maintenant, prends tout ce que tu as appris et commence à appliquer ces **connaissances** pour **transformer** ta vie. Chaque étape, chaque effort compte pour briser les chaînes du traumatisme hérité et créer un avenir plus paisible et équilibré. N'aie pas peur d'explorer tes émotions et de découvrir les vérités cachées qui peuvent mener à une guérison véritable.

# Chapitre 5 : L'Approche du Langage Fondamental

Imagine **vivre** une vie où tes mots peuvent **transformer** ta réalité. Fascinant, non ? Ce chapitre représente le pont entre ce que tu **ressens** et ce que tu vis. Tu verras, on va aller au cœur des choses.

Commençons par **identifier** ce qui ne va pas. Tu sais, ces petites frustrations qui s'accumulent. C'est quoi, au fond ? Ensemble, nous découvrirons leurs traits principaux. Je te guiderai pour trouver ta **phrase** clé, celle qui définit ta propre histoire.

Et oui, parfois de vieux **traumatismes** ressurgissent. Pas de panique, on est là pour les comprendre. Et comme on aime bien les exercices pratiques, on créera ta propre **carte** de langage fondamental. Je pense que ça pourrait vraiment t'aider à voir plus clair.

Alors, es-tu prêt à voir ta vie sous un autre **angle** ? Plongeons tout de suite dans ce chapitre passionnant !

## Comprendre les plaintes principales

Toi qui cherches à **comprendre** tes plaintes de vie, regarde de près ce qui te dérange le plus souvent. Ces petites choses du quotidien qui t'agacent. Parfois, tu te plains de trucs simples, comme la météo.

D'autres fois, ces plaintes révèlent des trucs plus lourds, des **blessures** du passé, peut-être même du trauma familial.

Quand tu observes tes plaintes les plus persistantes, demande-toi si ça pourrait être lié à des histoires familiales. Par exemple, si chaque fois que tu te sens rejeté, tu te plains longuement, c'est peut-être que ça te rappelle des vieux souvenirs de mise à l'écart dans ta famille. Tu identifies ces liens en te posant des questions simples. « Pourquoi ça m'affecte à ce point? » ou « Quel souvenir ça réveille en moi? ».

Les plaintes fréquentes peuvent te révéler beaucoup sur des problèmes non réglés. Par exemple, des **plaintes** répétées sur le boulot pourraient dissimuler une angoisse héritée. Ça demande de l'introspection mais aussi, de la patience avec toi-même.

Une fois que t'as bien capté les plaintes régulières, il faut distinguer les plaintes superficielles de celles qui cachent vraiment des maux plus lourds. Le truc, c'est de remarquer si certaines plaintes reviennent constamment et particulièrement, dans des contextes spécifiques. Genre, les plaintes sur les bouchons ou la météo sont typiquement superficielles. Par contre, râler souvent pour un mot mal perçu de ton patron ou tes proches, ça pourrait être bien plus profond.

Quand tu identifies correctement tes plaintes, dis-toi – d'accord, est-ce que c'est vraiment le mot du patron d'aujourd'hui qui me touche ou est-ce un rappel de toutes ces fois où je ne me sentais pas à la hauteur dans ma famille? C'est là où tu grattes sous la surface.

Une façon de rendre tout ça un peu plus clair, c'est avec le "**Journal de Plaintes**". Ouais, tenir un journal où tu notes tes râleries quotidiennes. Chaque soir, écris ce qui t'embête vraiment. Ne mets pas de gants. Après une semaine ou deux, relis tes notes et vois s'il y a des motifs répétitifs. Parce qu'en le vivant, parfois ça ne nous saute pas aux yeux, mais noir sur blanc, ça aide.

Quand tu tiens ton journal, prends note des **émotions** bien fortes qui reviennent. Sont-elles reliées à la validation, l'abandon, ou d'autres thématiques familiales? Essaie de repérer un scénario type. Genre, chaque fois que tu te disputes avec un pote et que ça te paraît traumatisant? Mec, le cerveau jongle avec ça. Si c'est fréquent, c'est pas anodin. Tu peux remonter jusqu'à l'enfance, aux connexions avec tes parents ou la dynamique entre frangins.

Enfin, résumer tes observations de ton journal permet d'y voir plus clair. T'as une vue plus nette sur tout ce qui traîne au fond, les vraies **blessures**. En te permettant d'aborder directement ces foutus problèmes-là, tu ouvres la voie à la guérison – pas juste un coup de pansement.

Explorer ces techniques peut bien dégager une nouvelle perspective. Tu sauras reconnaître quand il s'agit vraiment de cette blessure et pas juste d'un caprice quotidien. Pour passer à autre chose, tu dois te traiter avec **compassion**, te donner du temps pour creuser.

Cette approche te permet d'aller droit au cœur de tes **tourments**. Et rappelle-toi, plus t'es ton propre enquêteur, moins le trauma garde une emprise sur toi.

# Identifier les descripteurs principaux

Il est **crucial** d'apprendre à reconnaître les mots et phrases clés que tu utilises pour te décrire, ainsi que ta vie. Ça te permet de prendre conscience de certains schémas et comportements qui sont peut-être hérités de ton passé familial. Quand tu fais un effort pour identifier ces descripteurs principaux, tu commences à déceler des motifs récurrents. Et ces motifs peuvent t'aider à comprendre comment ton histoire et celle de ta famille influencent ta façon de voir la vie aujourd'hui.

Pour commencer, réfléchis à comment tu te décris en général. Est-ce que tu te dis souvent "Je suis nul à ça" ou "Je suis toujours fatigué" ? Ou peut-être tu utilises des phrases comme "Ma vie est compliquée" ou "Je n'ai jamais de chance". Ces phrases peuvent sembler anodines, mais elles reflètent souvent des **traumatismes** hérités. Très souvent, elles ne viennent même pas de tes propres expériences mais plutôt d'histoires familiales, des souffrances transmises de génération en génération.

Comment reconnais-tu ces mots clés ? Fais quelque chose de tout simple : note toutes les phrases que tu répètes souvent à propos de toi-même. Garde cette liste à portée de main. Combien de ces phrases sont-elles positives ? Combien sont négatives ? Et enfin, où as-tu entendu ces phrases d'abord ? Tes parents ? Tes grands-parents ? Identifie les sources – ça te donnera une bonne idée de l'origine de tes "**empreintes** linguistiques".

Parlons justement des empreintes linguistiques. Ces mots et phrases qu'on utilise, c'est comme des empreintes qu'on laisse sur notre esprit. Un peu comme ces marques qu'on laisse sur le sable humide à la plage. Certaines empreintes viennent de loin, des générations passées. Tes aïeuls, même sans le savoir, ont transmis des traumatismes à travers le langage qu'ils utilisent et que tu as intégré. Par exemple, si tu remarques que tu te répètes souvent "La vie est dure", c'est peut-être un écho des difficultés vécues par tes ancêtres pendant des périodes difficiles comme des guerres ou des crises économiques. Plus tu y réfléchis, plus tu réalises que c'est vrai... n'est-ce pas ?

Pour faire ressortir tout ça, un exercice appelé "**Nuage** de Mots" peut être très utile. Imagine un nuage flottant dans le ciel, mais au lieu d'eau, il est rempli de mots. Prends une feuille de papier et au centre, mets ton nom ou ton visage dessiné. Autour de ce centre, mets tous les descripteurs que tu utilises pour toi-même. Les mots les plus fréquents, écris-les en plus grand et en gras. Les autres, en plus petit. Tu verras surgir devant toi une image visuelle de ta perception de toi-même. Ce nuage de mots va t'aider à voir clairement quels sont les termes qui dominent et alimentent ta vision de la vie.

Revenir sur ces mots et les analyser peut donner énormément d'indices sur les **blessures** de tes ancêtres qui vivent encore à travers les mots et les pensées d'aujourd'hui. Tu sauras alors d'où vient ce sentiment persistant que..."je ne mérite pas le bonheur" ou "je dois toujours lutter".

Passons maintenant à relier ce concept à quelque chose de plus pratique. Une fois le nuage de mots en tête, essaie d'expérimenter pour changer certains de ces descripteurs négatifs. À chaque fois que tu entends ou penses quelque chose de négatif sur toi-même, arrête-toi. Remplace ce mot ou cette phrase par quelque chose de neutre ou même de positif. Par exemple, si tu te surprends à penser "Je suis obligé de faire ça", modifie cette pensée en "Je choisis de faire ça." Peut-être, au début, ça semblera artificiel, voire bizarre, mais avec le temps, ton langage intérieur, et donc tes perceptions, commenceront à changer.

Tu veux essayer ? Allez, c'est pas sorcier. Un petit pas à chaque fois, et tu verras comment ton monde intérieur se **transforme**. Avant même de t'en rendre compte, tu auras créé un environnement linguistique beaucoup plus sain pour toi-même et pour ceux qui t'entourent.

N'hésite pas à répéter ces exercices. C'est dans la **répétition** que tu verras les résultats les plus profonds... et tu commenceras enfin à te libérer de ces traumatismes passionnants hérités.

# Découvrir Ta Phrase Essentielle

Comprendre la meilleure façon de formuler une **déclaration** concise qui encapsule ta peur ou ta croyance la plus profonde peut sembler intimidant. Mais, c'est essentiel. Imagine que tu tiens un miroir sur ton âme. Quel serait le reflet brut et honnête de ce que tu vois ? Parfois, cette peur cachée ou cette croyance enracinée est comme un arrière-goût constant dans ta bouche — toujours là, même si tu essaies de l'ignorer.

Lorsque tu clarifies cette phrase essentielle, tu te donnes la **permission** de nommer ce qui te retient. C'est un peu comme allumer une lampe dans une pièce sombre. Soudain, tout ce qui était caché devient visible. Par exemple, si ta peur la plus profonde est "Je ne serai jamais à la hauteur", cette phrase peut te révéler beaucoup sur les actions et les pensées que tu as au quotidien.

Maintenant, pourquoi est-ce si important de comprendre ta phrase essentielle pour détecter les **schémas** de traumatismes hérités ?

Lorsqu'on parle des traumatismes hérités, on parle des blessures émotionnelles transmises entre les générations. Ta phrase essentielle te porte souvent vers ces anciennes douleurs. Un peu comme si tu suivais une trace de miettes de pain laissée par un ancêtre. En te plongeant dans ta phrase, tu te rends compte que ce que tu prends souvent pour acquis comme "ton problème personnel" est peut-être quelque chose que ta famille porte depuis longtemps. Ça fait du bien de comprendre ça, non ? Une sorte de soulagement que les bagages que tu portes ne viennent pas seulement de toi, mais aussi de l'histoire familiale.

On entre dans le terrain de la "Distillation de Phrase", une **technique** qui te permet d'affiner tes croyances fondamentales en une puissante déclaration unique.

Pour la technique de "Distillation de Phrase", il faut simplifier. Commence par écrire tout ce qui te vient à l'esprit lorsque tu penses à ta peur ou croyance la plus profonde. Prends-la, tranche-la, et rends-la plus courte, plus incisive. C'est un peu comme sculpter — tu enlèves ce qui n'est pas utile pour découvrir le noyau dur. Par exemple :

• Écris une liste des pensées qui tourmentent souvent ton esprit.

- Filtre cette liste pour garder seulement celles qui semblent revenir en boucle.

- Combine les idées qui se ressemblent.

- Réduis cette combinaison en quelques mots.

- Relis et ajuste jusqu'à ce qu'une phrase forte (et peut-être effrayante) ressorte.

Passer par ces étapes sert à révéler une vérité crue, et peut-être douloureuse. Mais elle te donne un point de départ solide pour travailler sur toi-même. Les **mots** ont du pouvoir, donc cette phrase a le potentiel de t'aider à mieux voir ce que tu dois vraiment affronter.

Maintenant que tu as raffiné ta phrase essentielle, tournons notre attention vers son utilisation de manière à transformer ces peurs en actions positives. Ces étapes s'unissent, créant un **chemin** vers la liberté personnelle, loin des bagages émotionnels du passé. C'est là que débute ton processus de **guérison** -- dans la reconnaissance et la mise en lumière de tes propres mots puissants.

# Découvrir les traumatismes fondamentaux

Parfois, les mots que tu utilises en disent long sur toi, sans même que tu t'en rendes compte. Quand tu apprends à retracer ton **langage** de base, tu peux souvent remonter jusqu'à des événements **traumatiques** spécifiques dans l'histoire de ta famille. Moi, par exemple, j'ai une tendance à dire "Ça me dépasse." En fouillant un peu, j'ai découvert que ma grand-mère répétait souvent cette phrase après avoir survécu à la guerre. C'est comme si ce traumatisme s'était glissé dans notre façon de parler.

Souvent, ce que tu dis reflète des "**échos** traumatiques." Ces échos viennent des incidents marquants vécus par tes ancêtres. Par exemple, des termes comme "pas assez" peuvent découler de périodes de grande dépression économique dans ta famille, où le manque de ressources était une constante. Ça te parle ?

Ces échos se manifestent dans ton langage de base, influençant ta vision du monde et tes réactions face à certaines situations. C'est fascinant et un peu flippant, non ? Ces échos, tu les portes sans forcément t'en rendre compte. Mais quand tu les identifies, ça devient un outil puissant pour comprendre et guérir. C'est comme trouver la source d'un ruisseau asséché – tout prend un sens.

Alors, comment traquer ce langage de base jusqu'à tes événements historiques familiaux ? Voici un exercice simple mais efficace : le "**Traçage** Chronologique."

Prends un moment pour réfléchir à quelques termes ou phrases que tu utilises souvent et qui traduisent un sentiment profond. Note-les dans un carnet. Ensuite, trace une ligne du temps de ton histoire familiale connue. Place les événements marquants de ta famille sur cette ligne. Regarde s'il y a des correspondances ou des répétitions de mots ou de phrases entre les générations. Peut-être ta mère utilisait-elle la même expression ? Ou bien ton grand-père ?

C'est un peu comme assembler les pièces d'un puzzle. Chaque morceau trouvé te rapproche de la compréhension de tes **traumatismes** familiaux.

Maintenant, relions ces deux concepts. Les échos traumatiques se posent comme des indices sur ta pulsion intérieure. Découvrir ces correspondances, c'est mettre en lumière ces schémas cachés. Ça te permet de percevoir les choses différemment, de te poser les bonnes questions : Pourquoi je ressens ça ? Est-ce que ça m'appartient vraiment ?

Débusquons les échos. Imagine que tu suives un fil d'Ariane à travers ton histoire familiale. À chaque événement clé, demande-toi

: quels mots étaient fréquemment utilisés dans ma famille à cette époque ? En lisant les journaux intimes ou en écoutant les vieilles conversations, ces échos se dévoilent.

Pour l'exercice "Traçage Chronologique," essaie face à chaque mot de noter ce qu'il te rappelle - une histoire racontée par un aïeul, un contexte particulier familial. T'habituer à détecter les échos devient plus facile au fil du temps.

Finalement, comprendre tes propres expressions familiales t'offre une opportunité pour transformer ce qui te maintient **prisonnier**. Par ce chemin, tu redéfinis en quelque sorte ton histoire. En conclusion de cette section, retrouver ces fragments lexicaux du passé te libère doucement des chaînes muettes des épreuves ancestrales.

Avec ça, et un brin de **curiosité**, tu démêles le lourd du léger... et tu commences à **guérir** vraiment.

# Exercice pratique : Créer ta carte linguistique de base

Tu es prêt à créer ta carte linguistique de base ? C'est un **exercice** super intéressant et révélateur. On va y aller étape par étape pour que tu puisses décortiquer ces histoires qui mijotent dans ta tête depuis toujours.

D'abord, fais une liste de tes **plaintes** et griefs les plus fréquents à propos de la vie. Quels sont les trucs qui te dérangent constamment ? Note-les sans filtre. Tu peux parler de ton boulot, de ta famille, de tes potes, de la société en général. Par exemple, « Je suis toujours crevé », ou « Personne ne me capte jamais. » C'est libérateur de tout balancer sur le papier, non ?

Ensuite, identifie les mots et **phrases** récurrents que tu utilises pour te décrire toi-même et tes expériences. Quand tu parles de toi, quelles sont les expressions qui reviennent tout le temps ? Peut-être que c'est du genre « Je suis tellement nul... », « Tout me tombe sur le coin de la gueule. » Fais gaffe aux petites phrases toutes faites qui te définissent – elles reflètent souvent des croyances profondes.

Maintenant, formule une seule **phrase** qui résume ta peur ou croyance la plus profonde. Je sais que ça peut paraître flippant, mais t'inquiète. Prends tous ces mots que t'as identifiés et résume-les en une phrase claire et simple. Par exemple, « Je ne mérite pas d'être heureux, » ou « Je vais toujours me planter. » C'est comme une révélation à toi-même, hein ?

Après, retrace les **origines** de ton langage de base à des événements spécifiques dans l'histoire de ta famille. D'où viennent ces histoires que tu portes en toi ? Est-ce que ta mère disait souvent « On n'a jamais de bol dans la vie » ? Ou bien peut-être que c'est quelque chose que t'as beaucoup entendu pendant ton enfance. Trouve le fil conducteur.

Enfin, crée une **carte** visuelle reliant tes plaintes de base, descripteurs, phrase, et traumatismes familiaux. Fais un croquis, dessine un arbre ou un diagramme. Mets tes plaintes dans une colonne, les mots que t'utilises dans une autre. Relie-les à ces événements spécifiques que tu viens de décrire. L'objectif ? Voir comme tout est lié, un vrai réseau souterrain.

Et voilà ! Ce petit croquis t'offre une vision claire des **tendances** et trajectoires que t'as adoptées sans même le savoir de ton histoire familiale... Maintenant, avec cette carte, t'as une base solide pour comprendre d'où viennent tes **blocages** et comment commencer à les démêler.

Apprécie chaque trait et chaque connexion – t'es en train de tracer le début d'un chemin plus lumineux pour toi-même. Allez, prends une grande **respiration**. Génial, non ?

# En Conclusion

Ce chapitre t'a permis de **comprendre** comment procéder à la base du langage **émotionnel** et à la découverte des **traumatismes** familiaux hérités. En t'immergeant dans des exercices pratiques et en t'autodécouvrant, tu peux **identifier** et travailler sur tes malaises profonds. Il est essentiel de te rappeler que ces outils sont conçus pour t'aider à évaluer et **surmonter** des préoccupations cachées et persistantes.

Dans ce chapitre, tu as vu :

• L'identification de tes plaintes les plus persistantes et leurs liens potentiels avec les traumatismes familiaux.

• La distinction entre les plaintes superficielles et les problèmes fondamentaux.

• Comment les "journaux de plaintes" peuvent t'aider à repérer des schémas dans tes doléances quotidiennes.

• La **reconnaissance** des mots et expressions clés utilisés pour te décrire toi-même et ta vie.

• L'importance de la phrase cœur dans la **compréhension** des schémas de traumatismes hérités.

Termine ce chapitre en t'inspirant des outils proposés pour renforcer ta compréhension émotionnelle et surmonter les échos du passé familial. **Applique** ces exercices à ta propre vie pour véritablement changer ta perception et améliorer ton **bien-être**. La prochaine étape sera celle de l'action et de la résilience !

# Chapitre 6 : Se libérer du bagage émotionnel

Te sens-tu parfois **submergé** par des émotions inexplicables ? Moi aussi, j'ai ressenti ça. Ce chapitre est comme ouvrir une **fenêtre** sur des émotions enfouies—celles que tu as héritées sans même t'en rendre compte.

On dirait qu'on porte un sac invisible et **lourd** que quelqu'un d'autre a préparé. Ici, nous allons reconnaître la **douleur** transmise. Tu verras, ce n'est pas entièrement ta faute. Ensemble, nous lâcherons cette **culpabilité** générationnelle.

Pardonne-toi, et pardonne tes **ancêtres**. Un peu de compassion ne fait de mal à personne. Saisissons cette chance pour créer de nouvelles **routines** émotionnelles.

Ah, et ne t'inquiète pas, il y a même un exercice pratique pour libérer toutes ces émotions. Prépare-toi à un moment de **sincérité** et de légèreté—cela pourrait vraiment changer beaucoup de choses pour toi.

## Reconnaître la douleur héritée

Salut, on va parler aujourd'hui de comment reconnaître et valider la **douleur** émotionnelle transmise à travers les générations. Tu as probablement déjà ressenti une tristesse profonde sans trop savoir d'où ça vient. Eh bien, souvent, ces émotions-là sont héritées, passées de génération en génération. Ça peut paraître dingue, mais c'est vrai. Regarde autour de toi, observe ta **famille**. Tu as peut-être remarqué des schémas répétitifs, des comportements qui semblent se transmettre sans explication rationnelle. C'est exactement ça.

Pour commencer, il faut reconnaître cette douleur. Ce n'est pas toujours évident. Tu dois être très attentif. Souvent, ces douleurs sont invisibles parce qu'on ne les a jamais confrontées. Par exemple, si tes grands-parents ont vécu la **guerre**, ils ont peut-être passé leurs vies à éviter de parler de leurs peurs, de leurs **traumatismes**. Et sur toi, ça a pu avoir des répercussions. Donc, oui, c'est super important de reconnaître ces douleurs pour pouvoir avancer.

Vas-y doucement. Pense à des moments où tu t'es senti mal sans raison apparente. Parfois, c'est un indice. Imagine que tu puisses valider ce ressenti, comme si tu te donnais la permission d'éprouver cette douleur sans te juger. Simple, non ? Pas vraiment. Revenons à l'essentiel : poser des questions aux membres plus âgés de ta famille peut dévoiler énormément. Des petites histoires ou souvenirs peuvent être de vraies pistes. Surtout, ne te précipite pas, prends ton temps pour explorer cette reconnaissance.

Passons à un concept un peu plus flippant, mais tellement crucial : le "**deuil** ancestral".

Le deuil ancestral, c'est cette idée que beaucoup de nos émotions liées à la perte, la tristesse, et le deuil viennent de nos ancêtres, de leurs propres douleurs jamais vraiment soignées. Ces souffrances sont en nous. Genre, les blessures non cicatrisées, les secrets de familles, et les traumatismes jamais réglés. Tous ces trucs-là font boule de neige dans notre psyché et viennent perturber notre paix intérieure.

Du coup, ça fait quoi, tout ça ? Ça t'affecte plus que tu ne le crois dans ta vie actuelle. Tout le monde porte ces poids-là sans vraiment les comprendre. Un exemple ? Prenons Marie qui se sent constamment triste sans vraiment savoir pourquoi. En apprenant que sa grand-mère avait perdu toute sa famille de manière tragique et n'en avait jamais parlé, soudain, boum, pas mal de choses prennent sens. Cet impact-là est immense, il peut même être paralysant si on ne le traite pas. En faire le deuil, c'est accepter ces pertes et essayer de les transformer en quelque chose de plus léger à porter.

Et hop, on bifurque vers quelque chose de super concret et pratique à utiliser : l'"**Inventaire** de l'Héritage Émotionnel". Cet outil, c'est ta baguette magique pour cataloguer et comprendre tes propres schémas émotionnels hérités.

Tu prends un carnet, tu notes d'abord les guerres, les révolutions, les grands drames qu'ont connus tes ancêtres. Puis, liste toutes les émotions qui te viennent en tête, celles qui semblent immergées sans raison valable. Ces minces indices te seront super utiles pour connecter les points. Voici quelques questions pour t'aider :

- Quels secrets de famille vous cache-t-on depuis longtemps ?
- Y a-t-il des traumatismes non discutés autour de la table familiale ?
- Quels schémas émotionnels peux-tu observer chez ta mère, ton père, tes grands-parents ?
- Qu'est-ce qui t'affecte le plus émotionnellement à première vue ?

En gros, faire cet inventaire te permet non seulement de reconnaître mais aussi de valider et d'apaiser ces douleurs héritées. C'est une lumière dans tout ça. Un **éclaircissement** salvateur. Tranquille, tout au long de cet exercice vieux ou bien oublié, tu vas découvrir plein de choses sur toi-même et tes racines. Surtout, ne te presse pas, prends le temps de comprendre, d'analyser, et de digérer.

Et voilà, tu as fait un grand pas vers un futur plus léger. C'est un **chemin**, mais tu as plein d'outils maintenant pour checker tes valises émotionnelles et en jeter ce qui ne te sert plus.

# Se libérer de la culpabilité générationnelle

Apprends des **stratégies** pour te libérer de la **culpabilité** liée aux traumatismes familiaux et aux schémas hérités. On sait que ce n'est pas facile, mais avec un peu de pratique, tu verras la différence. Parfois, tu te sens peut-être coupable pour des choses qui ne sont même pas de ta faute. Cela peut venir de **traumas** vécus par tes parents ou grands-parents. Et cette culpabilité s'invite dans ta vie de manière insidieuse, un peu comme un invité non désiré à une fête.

Pour commencer, l'astuce est de reconnaître d'où vient cette culpabilité. Demande-toi si cette émotion t'appartient vraiment. Par exemple, si ta grand-mère a vécu une grande tristesse, tu peux, sans le vouloir, porter une part de ce chagrin. L'**identification**, c'est important : les expériences, les paroles et les comportements des générations antérieures peuvent peser lourd.

Mais, hé, réaliser ça c'est déjà un grand pas. Parce que souvent, on se sent responsable de ce qui nous dépasse. Maintenant, passons au concept de "responsabilité mal placée."

"**Responsabilité** mal placée," ça te dit quelque chose ? En gros, c'est quand tu te sens coupable pour des choses sur lesquelles tu n'as aucun contrôle. C'est accroître la charge mentale sans pouvoir la justifier. Imagine un sac à dos plein de pierres ; tu le portes tous les jours sans te demander pourquoi il est si lourd. Ce sac, c'est la culpabilité des autres générations acceptée involontairement.

Comprendre cela aide énormément. C'est comme éclairer une pièce sombre avec une lampe de poche, tout à coup, tu vois ce qu'il y a autour de toi. Peut-être que ta mère t'a inculqué certaines peurs et culpabilités car elle-même les tenait de sa propre mère. La boucle continue si tu ne dis pas stop ici et maintenant.

Maintenant qu'on a mis le doigt dessus, on peut essayer une technique de **visualisation** afin de te défaire de cette culpabilité héritée. Ferme les yeux et imagine que tu tiens ce sac à dos rempli de ces lourdes pierres de culpabilité. Visualise chaque pierre, une pour chaque émotion ou **trauma** non résolu transmis par les générations passées. Inspire profondément, puis, en expirant lentement, imagine-toi en train de déposer chaque pierre sur le sol. Ressens le poids diminuer à mesure que tu te sépares de chaque pierre. Cette visualisation, il faut la faire souvent.

Lorsque tu ressens ce poids du passé, souviens-toi que ce **fardeau** n'est pas le tien à porter. Utilise cette technique de visualisation dès que tu en ressens le besoin. Invente-toi un joli endroit calme où tu déposes ces pierres. C'est comme te délester d'un poids immense, un sentiment énorme de **libération** personnelle. Pense à cette scène encore et encore jusqu'à ce que tu ressentes un vrai soulagement.

En conclusion, laisse-moi te dire un truc perso. Comme toi, j'ai traversé ça, affronter cette culpabilité difficile mais ça vaut vraiment le coup. Alors courage.

# Se pardonner et pardonner à ses ancêtres

Te pardonner et pardonner à tes ancêtres, c'est comme planter une graine de **compassion** dans ton jardin intérieur. Ça pousse doucement, mais ça transforme tout. Imagine que tes blessures sont comme de vieux fantômes qui hantent chaque recoin de ta pensée. Avoir de la compassion pour toi-même, c'est comme allumer une lumière dans ces endroits sombres. Peu à peu, tu commences à voir les fantômes pour ce qu'ils sont : des souvenirs, pas des réalités.

Pour développer cette compassion, commence par te parler avec **gentillesse**. Regarde-toi dans les yeux – même dans le miroir – et dis-toi ces mots : "Je te pardonne. Tu as fait de ton mieux avec ce que tu avais." Essaie de te rappeler les moments difficiles de ton passé et de penser à ce que tes ancêtres ont dû traverser. Peut-être qu'eux aussi ont eu des batailles intérieures, des luttes qu'ils n'ont pas toujours su gérer. Peut-être qu'ils faisaient de leur mieux. Visualise cette lutte – accepte-la comme une part de leur humanité – et la tienne aussi.

En prenant soin de te pardonner, tu commences à briser des chaînes invisibles qui ont été transmises de génération en génération. Parce que le **pardon**, c'est comme de l'eau sur un sol aride – ça pénètre, coule et nourrit ce qui était sec depuis longtemps.

Mais le pardon n'est pas que pour toi. C'est aussi pour tes **ancêtres**. Quand tu leur pardonnes, tu reconnais leurs efforts et tu les libères – et toi aussi tu te libères de ce poids.

Imagine ce processus comme un ruisseau qui nettoie les cailloux. Il y a de la douleur, des coups, des histoires de voiles déchirés et de pleurs étouffés par le temps... mais il y a aussi de l'amour, enfoui, coincé. En pardonnant tes ancêtres, tu nettoies le ruisseau, tu permets à l'eau claire de couler de nouveau. Cet acte brise les cycles de **traumatisme** générationnel.

À présent, passons à l'écriture – parce que mettre noir sur blanc nos pensées peut être un des moyens les plus puissants de nous libérer. On va parler d'un exercice appelé "Pardon Ancestral." C'est une façon de donner une voix à cette compassion que tu commences à développer.

Cet exercice est simple mais puissant : prends un papier et commence une lettre adressée à tes ancêtres. Il n'est pas nécessaire de connaître leurs noms ni leurs visages. C'est l'intention qui compte. Écris-leur en exprimant ta compréhension de leurs luttes et ta volonté de leur pardonner.

Par exemple, tu peux commencer par :

"Chers ancêtres, Je vous écris aujourd'hui, parce que je porte en moi des douleurs et des histoires que je commence à comprendre ..."

Ensuite, parle de ce que tu ressens : les blessures, les incompréhensions. Dis-leur que tu réalises leurs défis et que tu choisis de pardonner pour libérer cet amour enfoui. Lâche tes pensées – écris tout ce qui te vient, sans te soucier de la forme.

En terminant ta lettre, visualise-toi en train de remplir d'anciennes failles avec la **lumière**. Une lumière douce, comme un rayon de soleil un matin de printemps... C'est fini. Par ce simple geste, tu lances un pont vers un avenir positif, libéré du poids du passé.

Se pardonner, pardonner à tes ancêtres, c'est te donner une chance de réécrire ton **histoire** avec des mots d'amour et de **courage**. C'est un chemin qui demande du temps, mais chaque pas est un acte d'amour infini pour toi et tes racines.

# Créer de nouveaux schémas émotionnels

Tu veux enfin te **débarrasser** de ces vieilles réponses émotionnelles héritées de ta famille ? Choisir et développer de nouvelles réponses émotionnelles, c'est possible ! Prends un moment pour réfléchir à comment tu réagis aux situations stressantes. Parfois, c'est comme si tu étais programmé pour répondre d'une certaine manière. Eh bien, sache qu'il est tout à fait possible de changer cela. C'est ici que la **conscience** de soi fait toute la différence. Pour commencer, il faut être vraiment attentif à tes émotions et à tes réactions – tout en reconnaissant que ce n'est pas de ta faute si tu réagis comme tes parents.

Ensuite, comment remplaces-tu ces vieux schémas émotionnels par de nouveaux de ton choix ? Simple, tu adoptes la technique de **reprogrammation** émotionnelle. Imagine que ton esprit est comme un ordinateur – tu peux mettre à jour le logiciel. Étonnant, non ? L'idée, c'est de te permettre de réagir différemment aux situations que tu vivais de manière automatique jusque-là. Il faut s'entraîner, jour après jour, à répondre d'une nouvelle manière plus saine et plus propice à ton bien-être.

En parlant de reprogrammation émotionnelle, c'est précisément ce concept d'apprendre à répondre différemment à ce qui t'arrive. Disons-le simplement : tu changes ton disque rayé pour un neuf qui joue une belle mélodie. Chaque fois que tu te retrouves dans une circonstance qui ferait habituellement jaillir cette vieille émotion, choisis délibérément une nouvelle réponse. Par exemple, au lieu de te laisser envahir par la colère, prends quelques **respirations** profondes et cherche le calme. Oui, facile à dire, mais avec de la pratique, c'est incroyable comme ça marche.

Mais comment procéder exactement pour une intervention concrète ? Imagine une méthode efficace et simple : l'Interruption de Schéma. Tu identifies le moment précis où une émotion indésirable commence à monter, et hop ! Tu interviens immédiatement. C'est comme appuyer sur un interrupteur. Besoin d'exemple ? Imaginons que tu commences à sentir l'**anxiété** monter avant une réunion. D'habitude, cette émotion prendrait le dessus. Utilise l'Interruption de Schéma en te concentrant d'abord sur ta respiration. Respire profondément quelques fois. Ensuite, rappelle-toi un souvenir paisible ou dis-toi une phrase réconfortante. En bref, c'est disruptif mais en même temps génialement simple.

En brisant cette montée d'anxiété florissante, tu commences à entraîner ton esprit à créer de nouvelles routes neuronales. Plus tu le fais, plus facile cela devient, et ces nouvelles réponses aux situations stressantes deviennent presque automatiques. Répète ce processus pour différentes émotions et situations. Tu seras surpris de constater une belle **transformation** au fil du temps.

Donc, pour résumer, tu commences par être conscient de tes réactions, tu adoptes la reprogrammation émotionnelle comme mission personnelle et tu appliques fidèlement l'Interruption de Schéma. Te voilà prêt à remplacer les vieilles réponses problématiques par de nouvelles plus sereines et adaptées à la vie que tu désires. C'est pas **formidable** ça ?

Changer les vieux schémas émotionnels n'est pas une utopie. Cela demande de l'implication et de la **pratique**. Mais surtout, ça nécessite de l'amour pour toi-même et la compréhension que tu mérites la paix intérieure. Chaque petit pas compte, alors n'hésite pas... C'est le début d'un nouveau chemin, plus lumineux et léger. Allez, **courage** !

# Exercice pratique : Rituel de libération émotionnelle

D'abord, parlons de l'importance de créer un **espace** calme et sûr pour ce rituel. Franchement, trouver un endroit où tu te sens bien et où tu ne seras pas dérangé, c'est crucial. Quelque part chez toi où tu te sens à l'aise - c'est peut-être ta chambre ou un coin tranquille du salon. Allume une lumière tamisée, mets un peu de musique douce si tu veux, bref, fais comme bon te semble pour te sentir zen.

Une fois plongé dans ce cocon de sérénité, passons à l'étape suivante. Prends quelques petits bouts de papier et un stylo. Sur chaque papier, note les **schémas** émotionnels hérités que tu veux libérer. Pense aux choses que tu trimballes depuis trop longtemps. Genre les peurs transmises par ta famille ou les comportements négatifs qui t'affectent. Sens-toi libre d'écrire ce qui te vient, sans te juger.

Maintenant que tu as rempli ces bouts de papier, on passe à la prochaine étape. Allume une **bougie** ou si tu te sens aventureux et que les conditions le permettent, crée un petit feu contenu. Mais attention à la sécurité. La flamme symbolise la purification. Elle va t'accompagner à travers ce voyage émotionnel. Regarde la flamme danser et sens-toi connecté à ce moment.

Prêt ? Il est temps de lire chaque schéma à voix haute. Prends chaque papier, et dis ce qui y est écrit. C'est important de reconnaître son origine et son impact. Dis même des choses comme "J'ai cette peur à cause de... et ça me bloque dans ma vie." Tu vas voir, ça fait du bien de mettre des mots sur tout ça.

Maintenant, vient le côté libérateur. Brûle ou déchire chaque papier. Voir chaque schéma émotionnel se consumer ou partir en morceaux, c'est hyper **symbolique**. Ça montre que tu les laisses partir. Tu t'en débarrasses. À chaque papier détruit, sens un poids se lever de tes épaules.

À ce point, il faut créer du positif. Énonce une **affirmation** ou une intention pour de nouveaux schémas émotionnels. Dis des choses comme "Je suis libre et en paix" ou "Je mérite le bonheur." Oui, ça peut paraître bébête, mais crois-moi, ça marche ! Paroles positives attirent des vibes positives dans ta vie.

Enfin, termine le rituel par un moment de **silence** ou de méditation. Pas la peine de faire un truc compliqué. Prends juste quelques minutes pour respirer et te recentrer. C'est comme donner un petit merci à toi-même pour avoir fait ce travail émotionnel. Ferme tes yeux, inspire profondément et savoure ce sentiment de légèreté.

Et voilà, tu as fait ton **rituel** ! Ça fait du bien, non ? Fais ça autant de fois que nécessaire, chaque fois que tu sens le besoin de te libérer émotionnellement. C'est une façon simple mais puissante d'avancer vers un **futur** plus serein sans culpabilité.

# En Conclusion

Ce chapitre t'éclaire une route vers la **libération** des fardeaux émotionnels hérités. En explorant les sources de **chagrin** profond, en libérant la culpabilité, et en pardonnant à toi-même et à tes ancêtres, il te montre comment créer de nouveaux schémas émotionnels plus sains. Voici les points clés à retenir :

• Reconnaître la douleur émotionnelle héritée de tes ancêtres.

• Comprendre l'impact du « chagrin ancestral » sur tes états émotionnels actuels.

• Apprendre à libérer la **culpabilité** liée aux traumatismes familiaux.

• Développer de la **compassion** et te pardonner à toi-même et à tes ancêtres.

• Créer et cultiver de nouveaux schémas émotionnels positifs pour remplacer ceux hérités.

En fin de compte, appliquer ces **enseignements** te permettra de construire une vie émotionnelle plus sereine et **équilibrée**. Commence dès aujourd'hui ton **voyage** vers la libération émotionnelle et vois les **changements** positifs s'épanouir dans ta vie. Tu en es capable !

# Chapitre 7 : Guérir l'enfant intérieur

T'es-tu déjà senti comme si une partie de toi était laissée de côté, oubliée ? Moi aussi. Ce chapitre pourrait bien tout **changer**. Tu vas plonger dans un **voyage** introspectif où tu te reconnecteras avec ta plus jeune version, celle qui **sommeille** en toi. Je pense que tu découvriras comment **soigner** ces plaies d'enfance que l'on traîne souvent sans s'en rendre compte. Tu trouveras des techniques de **reparentage** pour, enfin, te donner l'affection et le soutien qui t'ont manqué.

Alors, imagine-toi en train de bâtir une nouvelle **résilience** pour cet enfant intérieur. Par le biais d'un exercice pratique de dialogue avec ton petit moi, tu pourras amorcer un vrai chemin de **guérison**. Ce chapitre ? Un vrai catalyseur – es-tu prêt à **évoluer** vers une nouvelle maturité ? L'aventure commence ici, avec ton enfant intérieur. Je suis vraiment honoré de t'accompagner dans cette démarche. J'ai hâte de savoir ce que tu en penses !

## Renouer avec ton moi plus jeune

Reconnecter avec ton moi plus jeune, c'est un peu comme rebrancher une vieille lampe. Parfois, tu dois fouiller dans quelques vieux tiroirs à la recherche du bon adaptateur, mais une fois qu'elle **fonctionne**, elle éclaire tout différemment. C'est une étape essentielle pour **guérir**, surtout quand il y a des blessures familiales à surmonter.

La première chose à faire, c'est d'essayer de te souvenir des différentes étapes de ton **enfance**. Quand tu étais tout petit, quels étaient tes rêves ? À 5 ans, avais-tu un jouet préféré ou une chanson que tu aimais chanter en boucle ? En creusant dans ces **souvenirs**, tu vas peu à peu retrouver ces sentiments d'innocence et de joie, parfois cachés sous des couches de traumatisme. Continue à explorer les années d'école primaire. Tes camarades, tes instits, tes jeux de récré, tout ça te renvoie à une période où tu commençais à te former une image de toi-même.

Certains aspects de ton **adolescence** méritent aussi d'être revisités. Tes goûts musicaux, ton premier amour, tes angoisses de cette époque... Tout ça est super important. En remettant tout ça sur la table, tu fais ressortir des éléments du passé auxquels tu peux enfin donner de l'attention et de l'amour.

Maintenant, pourquoi faire ce voyage dans le temps ? Eh bien, le "travail avec l'enfant intérieur" est crucial pour une raison très simple : comprendre et prendre soin de notre moi plus jeune permet de guérir les **blessures** profondes. En reconnaissant et en validant les expériences de ton enfant intérieur, tu ressources ta capacité à ressentir du bonheur. Pas le genre de bonheur superficiel, mais quelque chose de profond, quelque chose de durable.

Le "travail avec l'enfant intérieur", c'est aussi accepter et aimer ces parties de toi-même qui ont été peut-être négligées ou blessées. En gros, c'est comme donner un gros câlin à cette version plus jeune de toi-même. Cela t'aide à relâcher des mots que tu aurais pu entendre ou des situations que tu aurais subies. Plus tu te rapproches de ton enfant intérieur, plus tu comprends non seulement tes **réactions** actuelles mais aussi tes relations avec ceux autour de toi.

Une façon pratique d'accéder à ces souvenirs et émotions est la technique de **visualisation** de "Régression d'âge". Installe-toi confortablement, ferme les yeux et prends quelques respirations lentes et profondes... Imagine un escalier en face de toi. Chaque marche te ramène vers un âge plus jeune. Descends doucement et laisse tes souvenirs surgir. Peut-être que tu te vois en train de jouer dans le jardin ou d'assister à une fête d'anniversaire. Permets-toi de ressentir ce que ton plus jeune moi ressentait, sans jugements.

Quand tu arrives à un souvenir particulier qui déclenche des émotions fortes, regarde bien ton toi intérieur et demande-lui ce dont il a besoin pour se sentir en sécurité et aimé. Câline-le, rassure-le. Rappelle-toi que, même si ce moment appartient au passé, ses émotions sont valides.

Pourquoi fait-on tout ça ? Parce que chaque couche que tu dévoiles et traites, c'est un pas de plus vers ta **guérison**. Identifie ces émotions, apporte-leur du réconfort, et tu te sentiras petit à petit plus entier, plus fort.

Voilà, cette connexion avec ton moi plus jeune, ce n'est pas juste un outil. C'est un vrai processus de guérison qui gomme doucement mais sûrement les douleurs infligées par le passé. Et avec ça, tu te prépares un futur bien plus lumineux et serein.

# Guérir les blessures de l'enfance

Parfois, ce qui fait mal le plus, c'est ce qu'on ne voit pas. Les **blessures** de l'enfance restent souvent inscrites dans ton cœur et ton esprit. Apprendre des stratégies pour reconnaître et guérir ces **traumatismes** spécifiques, c'est comme ouvrir une nouvelle porte vers le bonheur. Alors, on commence ?

Reconnaître et guérir des traumatismes de l'enfance, ça passe par quelques étapes. D'abord, il faut les identifier. C'est pas toujours facile, mais c'est essentiel. Les moments où tu t'es senti oublié, ou bien, quand tes besoins émotionnels n'étaient pas satisfaits. Ça vient souvent en flashbacks – des **souvenirs** qui surgissent sans prévenir. Car, ces traumatismes influencent ta manière de penser et, surtout, de réagir. C'est comme avoir une petite épine dans le pied – tu t'y habitues, mais c'est jamais agréable.

L'impact de ces blessures sur ton comportement et tes relations d'adulte, c'est énorme. Peut-être que tu te dis que t'es toujours sur la défensive. Ou bien, que tes relations amoureuses se passent souvent mal. C'est pas juste de mauvaises coïncidences. Souvent, ces dérangements viennent de ces blessures. Tu apprends à te protéger de la douleur ressentie pendant ton enfance, mais ça t'empêche de vivre pleinement. Tu développes des **mécanismes** de défense – te couper des autres, ne pas partager tes émotions, être hyper-vigilant...

Là, on touche un point crucial. Identifier ces mécanismes, c'est un gros pas vers la **guérison**. Ça veut dire réfléchir à tes réactions actuelles et les relier à ton enfance. Pourquoi as-tu peur d'être abandonné ? Pourquoi est-ce si difficile pour toi de faire confiance ? Ce sont des questions pesantes, mais quand tu commences à y répondre, y a un monde de soulagement qui s'ouvre.

Maintenant, pour parler concrètement. Un exercice bien utile pour y voir plus clair : la "Cartographie des Blessures". Prends un moment pour te poser dans un endroit calme. Prends des feuilles de papier. Marque au centre "Moi enfant" et commence par identifier les moments où tu as senti des blessures. Ça peut prendre un peu de temps, c'est OK. Pas besoin de se presser. Note chaque souvenir, chaque situation, et ce que tu as ressenti à ces moments-là. Puis, marque ce que ça provoque dans ta vie d'adulte.

Ce processus va de pair avec la prise de **conscience**. Plus tu sais d'où viennent tes peurs et comportements, mieux tu peux travailler à les changer. C'est agir sur le présent pour améliorer ton futur.

Au final, la clé réside dans le fait de te reconnecter avec ton "moi **enfant**". Offre à cet enfant ce qu'il n'a pas eu. Que ce soit en auto-parole, te dire des phrases de soutien, ou en visualisation, imaginer prendre ce petit toi dans tes bras, lui apporter ce qu'il a besoin d'entendre. Ça, c'est une méthode qui peut t'aider grandement.

Voilà, on a abouti ici à une meilleure compréhension de comment reconnaître et guérir tes blessures. En faisant ce travail, petit à petit, tu débloques des freins qui étaient bien ancrés. C'est pas facile, mais c'est faisable. Surtout, ça en vaut vraiment la peine. Une fois lancé, tu verras que chaque petite étape te rapproche de cette **sérénité** tant recherchée.

Maintenant, essaie de voir comment tu peux appliquer ces idées dans ta vie. Prends le temps de te questionner, de te comprendre. On n'est pas pressé. Chaque pas en avant, c'est déjà une victoire en soi.

# Techniques de reparentage pour l'auto-nurture

Développer une **voix intérieure** nourrissante, c'est apprendre à te parler comme un parent aimant le ferait. Parfois, les messages que tu as reçus dans ton enfance étaient loin d'être bienveillants, te laissant des cicatrices. Si tu te surprends souvent à te parler durement ou à te critiquer constamment, c'est l'ombre de ta voix intérieure critique. Mais tu peux changer ça. Ça commence par reconnaître ces vieux messages et les remplacer par des mots gentils et encourageants. Dis-toi des choses que tu dirais à un ami, comme "ça va aller" ou "tu fais de ton mieux".

Imagine ta voix intérieure comme un **jardin** où tu plantes des mots positifs. Les petites phrases d'encouragement et les pensées apaisantes sont comme de l'eau pour les plantes. C'est marrant, non ? Plus tu te parles avec douceur, plus ton jardin intérieur fleurit. Et moins il y a de mauvaises herbes – ces vieux messages durs – qui étouffent ton bonheur. Personne ne fait ça mieux que toi-même.

Maintenant, vois le "**self-parenting**" comme une boussole pour guérir les blessures familiales. Ce concept te permet de te donner ce que tes parents n'ont pas su ou pu t'offrir. C'est comme réécrire ton histoire avec tes propres mots. Ici, tu es l'adulte bienveillant qui guide et protège ton enfant intérieur. Ça veut dire te donner la permission d'être humain, imparfait et de goûter à la tendresse que tu mérites.

Tu sais, l'**autonomie affective** est la clé. Tu n'as pas toujours besoin d'attendre l'approbation extérieure. En prenant en main le rôle parental, tu renforces ta base émotionnelle. Tu te sens ancré, plus robuste face aux tempêtes anciennes. C'est constructif, ce self-parenting, car il te dote des outils pour transformer ces expériences passées en tremplins de croissance, et non en boulets.

Parlons maintenant du **Dialogue Intérieur**. C'est une technique qui fait merveille. Imagine-toi en train de discuter avec toi-même, un peu comme un ami fidèle. Ce n'est pas bizarre. C'est comme coacher ton petit toi à l'intérieur, avec amour et patience.

Ce dialogue a deux temps. D'abord, identifie les **croyances négatives** qui reviennent souvent. Écris-les sur un bout de papier. Par exemple, si tu te dis souvent "je suis nul", écris-le et puis réponds-y comme si tu répondais à un enfant triste. "Non, tu n'es pas nul. Tu as rencontré des difficultés, mais ça ne définit pas ta valeur". En faisant cet exercice, tu désamorces ces croyances, tu réduis leur pouvoir sur toi, en les remplaçant par des vérités plus brutes et positives. Petit à petit, tu crées un espace dans ta tête où il fait bon vivre.

Ça prend du temps et de la **persévérance**. Ouais, tout écrire ça prend une minute. Ça sera bizarre au début, comme parler à un miroir. Mais accroche-toi, c'est un échafaudage pour tes grandes émotions. Avec le temps, ces pensées positives deviendront instinctives. Tu te surprendras à les utiliser naturellement dans ton quotidien.

En fait, reparenting et dialogue intérieur forment un tandem constructif pour harmoniser ton **bien-être**. C'est une danse délicate où tu t'apprends justice, amour-propre ainsi que respect. C'est comme te dire chaque matin : "Allez, soyons gentils aujourd'hui" et apprendre à accueillir ce mantra à chaque respiration que tu prends. Belle vie en perspective, non ?

# Renforcer la résilience de l'enfant intérieur

Comprendre comment **renforcer** la résilience émotionnelle de ton enfant intérieur, c'est comme mettre une armure à une âme fragile. Tous ces petits moments où tu t'es senti vulnérable, ils ont besoin d'être revisités avec un regard aimant et bienveillant. Tu te souviens de cette fois où tu t'es senti abandonné ? Retrouvons cette douleur et soignons-la.

D'abord, prends le temps de reconnaître les **émotions** de ton enfant intérieur. Sens cette tristesse ou cette colère qui monte en toi, c'est en fait ta part d'enfant qui crie pour de l'attention. Ensuite, imagine une boîte où tu pourrais ranger tes sentiments pour un instant de répit. Ça n'efface pas l'émotion, mais ça aide à gérer sa force pour le moment. Puis, parle à ton enfant intérieur. Oui oui, ça peut sembler bizarre mais des mots doux peuvent faire des merveilles. Imagine te parler comme tu parlerais à un petit qui a besoin de réconfort. Utilise un ton apaisant et gentil.

Passons au concept de "nurturing rétroactif" pour soigner la **négligence** émotionnelle passée. C'est tout simple, vraiment, traiter ses souvenirs traumatisants avec des caresses d'amour. Imagine un amour chaleureux qui enveloppe ces souvenirs douloureux, comme une couverture douillette par une froide soirée. Cela nécessite de retourner dans le passé, revoir ces blessures non-soignées, et les nourrir avec ce qui leur a manqué : une accolade, une parole réconfortante ou même un sourire.

Comment faire ? Facile. Pense à une scène difficile de ton enfance. Ensuite, remplace ou ajoute des éléments positifs. Par exemple, si tu te souviens être seul à l'école, réimagine la scène avec un ami imaginaire à tes côtés, ce copain bienveillant qui te soutient moralement. Refais ce petit film mental souvent, ton esprit commencera à retenir ces images apaisantes.

Pour faciliter cette méthode revigorante, tu pourrais aussi écrire une lettre à ton jeune toi-même. Raconte ce que tu ressens, apporte beaucoup de positif. Ça construit un pont entre deux époques de ta vie, réunies dans la bienveillance.

Finissons par quelque chose de visuel et puissant : la **visualisation** "Renforcement de la Résilience". Colle une note dans ta tête, on va faire un petit voyage intérieur. Trouve un coin calme où t'asseoir et ferme doucement les yeux. Imagine un endroit sûr, peut-être sous un arbre géant dans un pré rayonnant. Sens l'herbe tendre sous tes pieds nus, entends les oiseaux chanter au loin. Visualise ton enfant intérieur avancer vers toi, avec dans les yeux cette lueur d'espoir. Offre-lui un câlin chaleureux, et porte ces moments intimes jusqu'à aujourd'hui.

Ensuite, booste ton **imagination** en créant une bulle protectrice autour de vous deux. Cette bulle est incassable, et rien de méchant ne peut t'atteindre là-dedans. Sens ce sentiment de quiétude qui en découle, inspire profondément, expire lentement. Répète des paroles douces, rassurantes.

Par exemple :

- "Tu es en **sécurité** maintenant."

- "Je suis là pour toi."

- "On est **forts** ensemble."

C'est chaque petite bulle de protection, chaque mot doux qui va, petit à petit, renforcer ta résilience. Pars avec cette certitude que tu as le pouvoir de guérir et de protéger ton enfant intérieur. Dans ton quotidien, reviens à cette visualisation autant que tu en ressens le besoin. Demain sera plus **radieux**, promis.

# Exercice pratique : Dialogue avec l'enfant intérieur

Pour commencer, trouve un endroit **calme** et confortable et ferme les yeux. C'est important que tu te sentes en paix. Quand tu cherches la sérénité, chaque petite distraction peut rendre l'exercice moins efficace... donc, déniche un coin où tu te sens bien. Peut-être un fauteuil moelleux, ou même ton lit avec des coussins doux.

Maintenant, **visualise** ton enfant intérieur à un âge ou une étape spécifique. Scène par scène comme dans un film. Imagine-toi à cinq ans par exemple, courant dans le jardin sous le soleil d'été. Tu commences à voir des images claires de cette époque. C'est peut-être le petit garçon qui aimait jouer aux jeux vidéo, ou celui qui adorait fabriquer des cabanes. Prends le temps de vraiment ancrer cette image...

Ensuite, on passe à la partie où il faut engager une **conversation** mentale. Demande à ton enfant intérieur ce dont il a besoin. En plissant les yeux de l'imaginaire, pose-lui des questions comme si tu parlais avec un vieil ami : "Qu'est-ce qui te manque ?" ou "De quoi as-tu besoin en ce moment ?" Attends attentivement, laisse les réponses venir naturellement... Il peut demander plus d'amour, de reconnaissance ou simplement du temps pour jouer.

Quand tu commences à entendre des réponses, **écoute** et réponds avec compassion et compréhension. C'est ton rôle désormais de répondre avec gentillesse. Même si c'est juste dans ta tête, ta voix intérieure devrait être douce. Dire des choses comme "Je comprends" ou "Je suis là pour toi" peut faire toute la différence. Être attentif et bienveillant... c'est tout ce dont il a besoin maintenant.

Une fois que tu as répondu avec bienveillance, offre du **réconfort**, du soutien et de l'assurance à ton enfant intérieur. Peut-être une étreinte imaginaire ou des mots doux peuvent dissiper ses doutes :

"Tu es en sécurité maintenant" ou "Je vais prendre soin de toi, ne t'inquiète pas." Il s'agit de le rassurer, de lui montrer que tu es là pour le protéger... que tout ira bien.

Ensuite, visualise que tu prends ton enfant intérieur dans tes bras, **fusionnant** le passé et le présent. Un geste symbolique pour unir ces deux parties de toi. Imagine cette fusion comme une lumière douce qui enveloppe tendrement ton cœur et le sien. C'est comme retrouver une partie de toi que tu avais oubliée, et la ramener à la maison... une paix retrouvée.

Pour finir, ouvre les yeux quand tu es prêt et prends un carnet pour **écrire** sur l'expérience et les idées que tu as obtenues. Écris sans te censurer, exprime simplement ce que tu as vécu. Note les émotions que tu as ressenties... les mots qui t'ont touché. Le fait de mettre tout cela par écrit permet de solidifier le lien... et d'avancer dans ton processus de guérison.

Ce petit exercice, bien que simple, peut avoir des effets profonds sur ton bien-être. Il s'agit de reconnecter des morceaux de toi-même longtemps mis de côté, de tendre la main vers cet enfant intérieur, de lui parler, l'écouter et le réconforter comme tu aurais aimé qu'on le fasse pour toi. Et ce **dialogue**... c'est déjà un grand pas vers la guérison de ton âme.

# En Conclusion

Ce chapitre te montre des **techniques** pour guérir ton enfant intérieur et trouver la **paix** avec ton passé. À travers des exercices pratiques, tu peux redécouvrir et soigner tes **blessures** d'enfance. Voici les points clés à retenir :

Tu apprendras à identifier et te reconnecter avec les différentes étapes de ton enfance. Le "travail sur l'enfant intérieur" est **crucial** pour guérir les traumatismes familiaux. La visualisation

"Régression d'âge" t'aidera à accéder à tes **souvenirs** et émotions d'enfance. Tu découvriras des stratégies pour reconnaître et soigner des **traumatismes** et négligences infantiles spécifiques. Les techniques de "dialogue intérieur" te permettront d'apporter un soutien **émotionnel** à ton enfant intérieur.

En appliquant ces enseignements, tu pourras tendre vers une guérison plus profonde et créer une vie plus harmonieuse. Sois prêt à explorer ces techniques et à apporter une différence dans ton bien-être émotionnel. C'est un voyage passionnant qui t'attend !

# Chapitre 8 : Transformer les relations familiales

T'es-tu déjà senti comme si les **interactions** avec ta famille étaient parfois un peu... compliquées ? Même moi, en tant qu'auteur, je galère avec ça de temps en temps. Mais t'inquiète pas, ce chapitre est là pour t'aider à y voir plus clair. On part du principe que chaque **famille** a ses propres défis, et ce texte te propose des moyens concrets pour surmonter ces obstacles.

Imagine pouvoir poser des **limites** avec les tiens sans culpabiliser, améliorer les **conversations** quotidiennes, et trouver des solutions aux **conflits** qui traînent. C'est exactement ce qu'on va aborder ensemble ici. Tu vas voir, apprendre à **communiquer** mieux avec ta famille peut vraiment t'apporter cette **paix** mentale qu'on cherche tous.

Prêt à avancer d'un pas ? Suis-moi et transformons ensemble tes **relations** familiales. On va plonger dans le vif du sujet et te donner des astuces pour gérer les situations délicates, renforcer les liens et créer une ambiance plus sereine chez toi. Allez, c'est parti pour une aventure familiale réussie !

## Établir des limites saines avec la famille

Parlons d'abord des **stratégies** pour identifier et faire respecter tes limites personnelles dans les dynamiques familiales. Ce n'est jamais facile de se créer un espace vital quand on a des attentes familiales solides, mais c'est super important. Tu dois écouter ton propre corps et tes **émotions**. Quand tu te sens épuisé après avoir passé du temps avec certains membres de ta famille, c'est un signal que tes limites ont peut-être été violées. Tes limites personnelles varient bien sûr - ça pourrait être un espace physique, comme ta chambre, ou émotionnel, comme des sujets de conversation spécifiques.

Mais comment faire respecter ces limites ? Tu peux commencer par tes **besoins**. Montre-toi ferme mais gentil. Tu peux dire quelque chose comme : "J'ai besoin que vous respectiez mon espace personnel." Il faut être clair, sans faire de compromis. Et surtout, sois consistant. Une limite n'a de poids que si tu la fais respecter encore et encore. Imagine que tes limites sont comme des barrières invisibles que personne sauf toi ne peut voir. Alors explique-les clairement.

Souvent, ce refus de limites vient de quelque chose de très profond, comme la "**fusion émotionnelle**". C'est quand les émotions d'une personne sont tellement liées avec celles des autres membres de la famille qu'il n'existe presque plus de frontière. T'as sûrement vécu ça ; quand tu ressens la tristesse d'un proche comme si c'était la tienne. C'est comme être une éponge émotionnelle.

Cette fusion émotionnelle peut devenir toxique, car tu te retrouves noyé dans des émotions qui ne t'appartiennent pas. Pour t'en sortir, il faut apprendre à différencier tes propres sentiments de ceux des autres. Tu peux utiliser des techniques de pleine **conscience** pour observer ce que tu ressens, sans te laisser envahir.

La mise en place des limites est primordiale pour casser ce cercle vicieux. Imagine un script que tu utilises pour affirmer tes besoins, ça rend les choses plus simples. Tu pourrais dire : "Je comprends ce que tu ressens, mais j'ai besoin de prendre du recul". C'est à la fois assertif et respectueux. Le secret, c'est de rester calme et ferme. Plus tu pratiques, plus ça devient naturel.

Maintenant qu'on a installé ces barrières, parlons de comment **communiquer** clairement et résolument tes besoins. Moins c'est compliqué, plus c'est efficace, comme te faire comprendre sans embrouiller. Utilise des phrases simples. Si t'es pressé par des attentes familiales qui dépassent tes pouvoirs, exprime-le clairement mais sans culpabiliser : "Je comprends que c'est important pour toi, mais je ne peux pas m'en occuper pour l'instant."

Enfin, imagine ta famille comme étant des cartes dans un jeu - chacun a sa fonction et son **rôle**. Respecter des limites aide également à redéfinir ces rôles, en forgeant un nouveau mode de communication plus sain.

Avec ces **stratégies** toutes simples, tu verras, ça deviendra de plus en plus naturel d'établir des limites et de les maintenir fermes. Troque cette fusion émotionnelle contre un sens renouvelé de toi-même et assieds-toi sur tes propres fondations, de façon solide, sans te perdre dans les méandres sentimentaux des émotions des autres.

# Améliorer les schémas de communication

Reconnaître et changer les styles de **communication** dysfonctionnels dans la famille, ce n'est pas si compliqué. Tu as sûrement déjà eu ces moments où tu te dis "Pourquoi on communique toujours de cette manière?" Eh bien, voyons comment identifier ces mauvais schémas et les modifier. Souvent, on parle soit de manière agressive, soit passive, soit passive-agressive. Quelqu'un, à un moment, doit casser ce cercle vicieux... Pourquoi pas toi?

Si quelqu'un parle toujours en criant ou en blâmant les autres, il est dans un mode de communication agressif. Il faut reconnaître que ça n'aide pas... ça blesse. Essaie de répondre calmement, avec des "je" au lieu de "tu". Par exemple, au lieu de dire "Tu ne m'écoutes jamais!", tu dis "Je me sens négligé quand tu ne me réponds pas". C'est déjà un début.

Maintenant, que peux-tu faire pour le mode passif? C'est quand tu évites le **conflit** et que tu gardes tout pour toi. Ce type de communication crée des frustrations silencieuses. Ici, l'idée est d'oser parler doucement mais clairement de ce que tu ressens. Si tu as des envies ou des besoins, dis-les. Sans agressivité. Juste de manière simple et directe.

Et enfin, il y a la communication passive-agressive. Tu connais sûrement ces petites piques, ces sarcasmes... C'est indirect, mais tout aussi dommageable. Pour contrer ça, il faut reconnaître chaque sarcasme et le remplacer par des paroles plus constructives. Ça prendra du temps, mais imagine le changement positif!

Passons à quelque chose d'intéressant. La "**communication** circulaire". C'est un concept où la communication devient un cycle constamment répétitif, un peu comme un disque rayé. Chaque partie réagit de la même façon encore et encore, sans réelle résolution. Tu te dis peut-être "Comment je stoppe ça?"

Pour briser ce cycle, il faut arrêter de réagir de la même manière. Imagine qu'à chaque attaque, au lieu de riposter, tu prends une pause. Respire, pense à comment tu veux influencer positivement la discussion. Pose des questions ouvertes: "Comment puis-je t'aider dans cette situation?" Au lieu de dire ce que tu penses que l'autre fait mal, essaie de comprendre son ressenti.

Comme ça, tu amorces un nouveau type de conversation – une où chacun s'écoute vraiment. Ce concept marche bien avec la technique "**Écoute** Active". Tu te demandes peut-être ce que c'est exactement. L'écoute active est l'art de vraiment prêter attention et comprendre ce que l'autre dit, sans te préparer à répondre immédiatement.

Pour utiliser l'écoute active, regarde la personne qui parle, hoche la tête parfois, montre des signes que tu écoutes. Plus important, résume ce qu'elle a dit dans tes mots: "Si je comprends bien, tu dis que tu te sens souvent ignoré parce que je ne réponds pas directement?". Cela montre à l'autre que tu as vraiment écouté et que tu t'intéresses à son ressenti.

Veille à être **sincère** aussi! Cela encourage des réponses ouvertes, des discussions plus honnêtes et, au final, renforce la compréhension et l'**empathie**. Tel un miroir, les autres finiront par répondre de la même manière.

Seulement en prenant ces petites étapes, peu à peu, tu peux vraiment améliorer toute la dynamique familiale. Ces changements dans ta manière de communiquer apporteront plus de calme et d'**harmonie**.

Il est évident que tout cela demande du temps et des efforts, mais les résultats – une famille plus unie et compréhensive – en valent vraiment la peine. Prêt à essayer? Commence de suite, chaque petit pas compte.

# Résoudre les conflits familiaux non résolus

Franchement, les **disputes** familiales de longue date, c'est lourd. Tu traînes ça pendant des années, peut-être même des décennies. Mais il y a des méthodes simples pour aborder et résoudre ces conflits. Déjà, il faut être prêt à **écouter**. Oui, c'est basique, mais si tu n'écoutes pas, comment tu comprends les ressentis des autres ? Prends le temps de t'asseoir et de discuter calmement. Ça paraît dur au début, mais des discussions honnêtes et ouvertes peuvent faire des miracles.

Parle des **émotions**. Ça peut paraître évident, mais souvent on se parle en criant ou en s'accusant. Essaie de rester calme et d'exprimer ce que tu ressens vraiment. Dire des trucs comme "Je me suis senti blessé quand..." peut aider à éviter que l'autre se mette sur la défensive. Désamorcer les tensions, ça commence par là. Ensuite, sois prêt à **pardonner**. Peut-être pas tout de suite, mais laisse-toi le temps d'y penser.

Enfin, fais l'effort de voir les choses du point de vue de l'autre. C'est difficile, je comprends, mais c'est essentiel de faire cette démarche pour avancer. Ça crée de l'empathie et ça aide à dénouer des situations compliquées.

Mais bon, et si on compliquait un peu plus ? Introduisons la "théorie des **systèmes** familiaux". Un concept cool, je te promets. L'idée, c'est que chaque membre de la famille agit et réagit en fonction des autres. Ton frère est peut-être aussi colérique à cause des attentes de vos parents. Ou toi, tu supportes peut-être pas ta belle-sœur parce qu'elle te rappelle quelqu'un d'autre dans ta famille. On est tous connectés, comme des pièces d'un puzzle.

Pour appliquer cette théorie, commence par essayer de voir comment chaque personne influe sur l'autre. Parfois, une dynamique pourrie accroît les tensions – c'est comme un cercle vicieux. En comprenant ça, tu arrives à cibler les comportements à modifier. L'important, c'est de casser cette chaîne des interactions négatives. Petit à petit, ça deviendra plus clair. Et comprendre, c'est déjà résoudre une partie du problème.

Alors, comment on visualise tout ça ? Là entre en jeu l'exercice de **"Cartographie** des Conflits". Super outil, crois-moi. Prends une feuille de papier, un crayon, et équipe-toi de patience.

Mode d'emploi : Dessine un cercle au centre et mets-y le mot "Conflit". Autour, trace des traits pour chaque membre impliqué, et note leur comportement, leurs émotions, ou les événements qui déclenchent les disputes. Petit à petit, tu verras des patterns. Peut-être que tu remarqueras que chaque dispute commence par une pique de ton oncle ou par le silence de ta sœur...

Ce dessin va t'aider à visualiser les patterns, les interconnexions. Clair comme de l'eau de roche ! Avec cette carte, débrouille-toi pour changer une chose corrosive parmi celles que tu as notées. Parfois, il suffit qu'une personne change d'attitude pour que tout le reste suive le mouvement. Bon courage – tu verras, ça paye.

Et voilà, avec ces trois méthodes – parler et écouter, comprendre la théorie des systèmes familiaux, et cartographier les **conflits** – tu es bien armé pour aborder et tenter de résoudre ces vieux **différends** familiaux. À toi de jouer !

# Favoriser le soutien émotionnel au sein de la famille

Parfois, tu te retrouves dans des situations où il peut être difficile de parler ouvertement de tes **émotions** en famille. Pour créer une culture d'ouverture émotionnelle et de **soutien**, il faut commencer quelque part. En parlant et en s'écoutant sans jugement. Vois ça comme planter des graines dans un jardin. On commence petit. Tu te retrouves autour de la table, et chacun raconte sa journée. Mais pas juste "Ah, c'était bien" ou "ça va". Non, vraiment dire comment on se sent. Parfois, c'est lourd, je sais. Mais ça fait un bien fou. Parce que qui mieux que la famille pour comprendre les émotions qu'on traverse au quotidien ?

Créer un **environnement** où tout le monde se sent à l'aise de parler de ses sentiments - c'est comme ça qu'on évolue ensemble. Que les enfants, jeunes ou ados, sentent qu'ils peuvent se confier sans être jugés. Que les adultes montrent l'exemple en partageant aussi leurs propres émotions. Ça, c'est vital. Et pssst, un petit conseil : faire des activités en famille, comme une balade ou un jeu de société peut aider à détendre l'atmosphère et, hop, la parole se libère plus facilement.

Passons à une autre astuce qui peut drôlement aider dans ce processus - le **coaching** émotionnel. Ne panique pas avec le terme ! C'est beaucoup plus simple qu'il n'y paraît. Le coaching émotionnel, ça consiste juste à amener chacun à comprendre et à gérer ses propres émotions. Pense-y comme un GPS pour tes sentiments. Tu aides les autres membres de la famille à explorer leurs émotions de la même façon qu'on enseigne à quelqu'un à faire du vélo.

Le rôle principal du coaching émotionnel, c'est la **patience** et l'écoute active. Essayer de comprendre l'autre avant de donner des conseils, souvent non-sollicités. Tu m'écoutes, je t'écoute. On regarde ce que chaque émotion signifie, sans analyser trop sévèrement. Une écoute bienveillante. Et comme pour beaucoup d'autres choses dans la vie, c'est de la pratique. Au début, ça peut être bizarre de parler de ses émotions, mais avec le temps, on s'améliore.

Maintenant, que dirais-tu d'un petit **rituel** en famille pour mettre tout ça en pratique ? J'appelle ça le "Check-In familial". C'est dimanche soir, ou n'importe quand, pas obligé d'attendre une occasion spéciale. On s'assoit ensemble et on passe en revue la semaine écoulée. Chacun prend la parole, commence par "Cette semaine, je me suis senti..." et continue à expliquer pourquoi. Ça permet de toucher du doigt les sentiments qu'on a pu enfouir durant la semaine : joie, colère, tristesse, tout y passe.

Et le top, c'est que ça crée un espace où chacun se sent écouté et soutenu. Les enfants comprennent que leurs émotions sont valables, tandis que les parents montrent qu'eux aussi ont des hauts et des bas. Le but n'est pas de trouver des solutions immédiatement, mais simplement de **partager** et de se comprendre. Parfois, juste le fait de dire les choses à haute voix, ça aide énormément.

Ce rituel peut devenir, avec le temps, un moment attendu avec impatience par toute la famille – un beau moment d'union et de partage. Voilà donc trois façons simples mais puissantes de promouvoir un soutien émotionnel au sein de la famille, en créant des **ponts** entre les cœurs et les esprits.

# Exercice pratique : Stratégie de communication familiale

Tu sais, la **communication** dans une famille peut souvent être source de tension. On se parle mais on a l'impression de ne pas se comprendre. Passons à une technique qui pourrait changer la donne. D'abord, il faut identifier les principaux **problèmes** de communication dans ta famille.

Parlons-en. Quels sont les éléments qui reviennent souvent quand vous vous disputez ? Est-ce que c'est toujours la même personne qui parle et les autres n'écoutent pas ? Ou peut-être que certaines conversations finissent toujours en cris ? Note tout ce qui te vient à l'esprit. Prendre un moment pour vraiment réfléchir à cela est essentiel. Ça risque d'être un peu difficile, mais c'est la première étape pour faire des changements positifs.

Une fois que tu as tout recensé, il va falloir choisir un **problème** spécifique sur lequel te concentrer pour l'améliorer. C'est tentant de vouloir tout résoudre d'un coup, mais il vaut mieux s'attaquer à un problème à la fois. Par exemple, si les discussions dégénèrent souvent parce que quelqu'un exprime mal ses sentiments, commence par là. Sois précis et assure-toi de bien comprendre ce qui te dérange.

Maintenant, fixe un **résultat** idéal pour ce défi de communication. Comment voudrais-tu que les conversations se passent ? Peut-être que tu veux pouvoir parler sans être interrompu, ou sentir que ton opinion compte vraiment. Imagine la situation idéale et décris-la. Avoir en tête un objectif clair va t'aider à rester concentré et motivé.

Passons à l'étape suivante. Il te faut un **script** ou des points de discussion pour aborder le problème. Prends un moment pour rédiger ce que tu veux dire. Commençons simple. Exprime tes sentiments calmement et clairement. Tu pourrais commencer par quelque chose comme : "Quand on parle de sujets importants, j'aimerais qu'on s'écoute tous sans s'interrompre." Évite les accusations et concentre-toi sur tes propres sentiments et besoins.

C'est l'heure de t'entraîner avec un ami de confiance ou un **thérapeute**. On peut prendre ça pour une répétition générale. Ça te donne l'occasion de tester ton script, de voir comment il résonne à haute voix et de faire des ajustements avant la véritable conversation. Ils peuvent te donner un retour et des conseils, ce qui rendra ta vraie discussion plus fluide et naturelle.

Quand tu te sens prêt, prévois un moment pour avoir cette **conversation** avec les membres de ta famille. Choisis un moment où tout le monde est disponible et détendu, de préférence un moment calme et sans distraction. Préviens-les à l'avance que tu aimerais parler de quelque chose d'important, pour qu'ils soient aussi dans de bonnes dispositions.

Après cette discussion, prends le temps de réfléchir au résultat et ajuste ta **stratégie** si nécessaire. Est-ce que la discussion s'est passée comme tu l'espérais ? Y a-t-il eu des malentendus ou des réactions inattendues ? Note ce qui a bien fonctionné et ce qui pourrait être amélioré. Ce processus d'ajustement est crucial car chaque famille est différente et trouver la bonne approche peut prendre du temps.

Tu vois, c'est un voyage vers une meilleure communication familiale. Chaque étape est un petit pas qui peut conduire à de grands **changements**. Profite de ce processus, et tu verras, les résultats peuvent vraiment être incroyables.

# En Conclusion

Ce chapitre t'a appris l'**importance** d'établir des relations familiales saines en posant des limites claires et en améliorant la **communication**. L'objectif est de remédier aux **conflits** non résolus et d'encourager le soutien émotionnel au sein de la famille. Voici les points clés que tu dois retenir :

Tu as vu l'importance des **frontières** personnelles pour préserver les relations familiales. Tu as également appris comment les interdépendances émotionnelles peuvent affecter les **relations**. L'utilité des scripts de communication pour mieux exprimer tes **besoins** t'a été présentée. Tu as découvert les signes des styles de communication dysfonctionnels à reconnaître. Enfin, tu as exploré des **techniques** pour résoudre des conflits familiaux de longue date de manière saine.

Garde à l'esprit ces enseignements et mets-les en pratique dans ta vie quotidienne. Améliorer tes relations familiales peut transformer ton quotidien et t'offrir un **environnement** plus harmonieux et équilibré. Bon courage et reste à l'écoute de toi-même et des autres !

# Chapitre 9 : Se libérer des croyances limitantes

T'es-tu déjà demandé d'où viennent ces **voix** dans ta tête qui te disent que tu n'es pas à la hauteur ? Ouais, ces voix-là. Quand j'ai pris **conscience** des miennes, ça a tout changé. Tu sais, tu as le **pouvoir** de te débarrasser de ces pensées toxiques, et c'est exactement ce qu'on va explorer dans ce chapitre. Pas mal, hein ?

On va plonger dans des **exercices** pratiques qui t'aideront à transformer ces vieilles histoires de famille en **motivations** positives. Et, entre nous, qui n'a pas besoin de remettre en question ses pensées négatives de temps en temps ? Allez, viens avec moi dans ce monde fascinant où tu te découvriras capable de construire des **croyances** plus puissantes. T'es partant ? Ça va devenir vraiment **intéressant**.

## Identifier les croyances limitantes héritées

Tu sais, parfois, tu t'arrêtes et tu te demandes pourquoi tu fais ou penses certaines choses, comme si ce n'était même pas toi qui parlais, mais quelqu'un d'autre dans ta tête. Eh bien, ces **croyances** limitantes héritées du **traumatisme** familial - ce n'est pas juste dans ta tête. C'est dans ton histoire, dans ta famille. Pour beaucoup d'entre nous, on porte des bagages qui traversent les générations. Et quand on ne sait pas à quoi ressemble exactement ce fardeau, c'est difficile de s'en débarrasser.

Les systèmes de croyances, c'est un peu comme les vieilles recettes de famille. Tu sais, celles que tu n'as jamais vraiment aimées mais que tu continues à faire parce que ça a toujours été comme ça. Ils se forment à partir de ce que tu as appris en grandissant. Ton **comportement**, ta perception de la réalité, tout ça... Formé par ton environnement familial. Ces systèmes influencent comment tu vois le monde. Et souvent, tu finis par croire que ces limites sont les tiennes. Mais en réalité, elles te sont imposées par les traumas vécus par ceux qui t'ont précédé.

Passons à la technique qui va vraiment te montrer d'où viennent ces croyances. L'**Inventaire** des Croyances. Ça sonne un peu formel, mais en vrai, c'est simple. Tu prends du papier et quelque chose pour écrire, puis tu fais un cadre. C'est ton autel des croyances. Note tout ce que tu crois sur toi-même, les autres, et le monde. Pas besoin d'être précis ou poétique. Juste authentique.

Examine chaque croyance. Demande-toi d'où elle vient. Est-ce que c'est Maman qui répétait ça tout le temps ? Ou bien, peut-être que c'est une histoire que tu as entendue mille fois à table ? Comprendre l'origine, c'est un pas. Mais n'oublie pas d'interroger la vérité de ces croyances. Est-ce que vraiment, tu es incapable de réussir parce que cette voix auto-sabotante continue de te le dire ? Peut-être pas.

Quand tu vois ça noir sur blanc, tu peux commencer à défier ces idées reçues. C'est **libérateur** de comprendre que peut-être, juste peut-être, ce sont des bruits hérités et pas ta véritable voix. Voilà, en gros. Repérer ces croyances et leur faire face avec honnêteté, c'est ouvrir la porte à une autre manière de penser.

Et en parlant de ça, les systèmes de croyances, c'est là où la **mécanique** familiale entre vraiment en jeu. On découle justement vers notre prochain point. Comment ces systèmes se forment et façonnent notre vision de la vie. À ce moment-là, tu prends conscience que beaucoup de ce que tu crois n'est pas vraiment de toi, mais adopté, comme une vieille habitude transmise.

Quand tu analyses un système de croyances, imagine fouiller dans un vieux grenier poussiéreux rempli de malles. Chacun a sa propre collection de "vérités" héritées. Alors, à quoi ressemble la tienne ? Sors ces vieilles malles, ouvre-les et commence à fouiller.

Après avoir compris d'où viennent ces croyances limitantes, on va regarder pourquoi et comment les "mériter". Un dernier détour ici, et tu arriveras à une compréhension totale de comment bien te libérer de ces **poids** mentaux hérités.

C'est un drôle de travail parfois émotionnellement intense, mais faire l'inventaire c'est déjà un acte **cathartique** que je t'encourage à entamer. Chaque croyance identifiée est une occasion de reconquête de soi. Allez, commence cet inventaire ! Reconnecte-toi avec ce que tu crois vraiment.

# Remettre en question le dialogue intérieur négatif

T'as parfois l'impression d'être ton propre pire ennemi, pas vrai ? Ça commence souvent par une petite pensée négative qui se transforme rapidement en un tourbillon de **doutes** et de critiques. Mais comment identifier et contrer ces dialogues internes qui te sabotent ?

Tu connais ces moments où tu t'entends dire dans ta tête : "T'es nul," ou "Pourquoi t'as même essayé ?" Eh bien, c'est du dialogue intérieur **autodestructeur**. Déjà, comprendre que ces pensées existent, c'est le début pour les combattre. Prends l'habitude de les noter dans un carnet. Une fois identifiées, tu peux commencer à les remettre en question.

Passons à l'étape suivante : comment contrer ces pensées néfastes ? Tu peux commencer par leur parler, comme si c'était quelqu'un d'autre qui disait ces choses. Demande-toi : "C'est qui qui parle là

?" Souvent, rien que ça peut déjà te faire réaliser que ces pensées ne sont pas la réalité, mais juste des **distorsions**.

Comprendre les distorsions cognitives est crucial parce qu'elles alimentent ces mêmes croyances limitantes. C'est un pas de plus pour reprendre le contrôle.

Les distorsions cognitives, ce sont en gros des erreurs dans notre façon de réfléchir. Par exemple, le "tout ou rien," où tu vois tout soit en blanc soit en noir sans nuances. Si tu échoues une fois, tu penses direct que c'est la fin du monde. Ou encore la **généralisation**, tu sais, quand tu fais de ton unique échec une loi universelle : "Je rate toujours tout." Connaître ces distorsions peut t'aider à les repérer quand elles se pointent dans ton esprit.

Reconnaître ces distorsions, c'est comme avoir une lampe de poche dans une pièce sombre. Ça t'aide à voir enfin ce qui n'allait pas. Et souvent, ça va de pair avec notre premier point, reconnaître le dialogue autodestructeur. Mais c'est aussi important de questionner ces distorsions, pas juste les identifier. Demande-toi : "Est-ce que c'est toujours vrai ?" "Ai-je une preuve pour ça ?"

Passons enfin à une technique pratique, un exercice pour bien questionner ces pensées, la "Remise en question des pensées." Cet exercice t'invite à interroger directement tes pensées négatives – c'est quasi comme une dispute avec ta tête !

Voici un exercice simple pour commencer :

• Note toute pensée négative qui te traverse l'esprit.

• Demande-toi : "Quelle preuve j'ai pour et contre cette pensée ?"

• Questionne les implications : "Même si c'était vrai, est-ce que c'est vraiment aussi grave ?"

• Ensuite, reformule la pensée de manière plus équilibrée. Ça donne pas : "Je suis un raté," mais plutôt : "Ok, j'ai raté cette fois, mais je peux m'améliorer." C'est une sorte de jeu de questions-réponses avec toi-même.

Ces idées nécessitent du **boulot** et de la **persistance** pour devenir une habitude. Mais avec le temps, ça change tout.

Enseigner à ton cerveau cet exercice peut littéralement changer ton quotidien. Les pensées négatives perdent de leur pouvoir petit à petit. Voilà, concentrer tes efforts sur l'identification des distorsions et l'exercice de la "Remise en question des pensées" va faire une différence. Plus tu pratiqueras, moins ces pensées auront d'emprise sur toi.

Il y a là une route possible vers une version de toi plus libre, plus heureuse. Tu peux le faire. Avec ces techniques simples et faciles, t'as moyen de réellement transformer ton **dialogue** intérieur.

## Recadrer les récits familiaux

Comment pourrais-tu **transformer** une histoire de famille douloureuse en quelque chose de valorisant ? Un des moyens les plus efficaces, c'est de réinterpréter ces histoires. Parfois, tu crois tout savoir. Tu penses que tout est noir ou blanc, bon ou mauvais. Mais, et si tu regardais autrement ? Quelles sont les leçons que tu as apprises ? Quels aspects positifs as-tu pu en tirer ?

Prends un moment pour observer tes anecdotes sous cet angle. Supposons que ta famille ait traversé des périodes difficiles. À première vue, il peut sembler qu'il n'y a rien de bien là-dedans. Et pourtant, il y a peut-être eu des moments de **solidarité**, des marques de **résilience** ou même des actes héroïques au quotidien. En les mettant en avant, tu changes la manière dont tu perçois ton passé et, par conséquent, ton présent.

En fait, se réapproprier les événements sous un jour plus positif non seulement aide à guérir mais aussi à avancer. Ça te rend maître de ton histoire, au lieu d'en être la victime. Vois ça comme réécrire le **scénario**. Parfois, l'histoire ne change pas, mais le regard que tu poses, lui, peut tout transformer.

C'est là qu'intervient la "thérapie narrative". Une sorte de méthode pour revisiter les récits de ta vie mais de façon consciente et construite. Ça ne veut pas dire que tu réinventes la roue, juste que tu portes une autre casquette. Par exemple, en thérapie narrative, on te guidera pour revisiter ces événements marquants de ton histoire familiale comme si tu écrivais un livre. Tu marques les détails calmes, puis tu t'attardes sur les tournants, et surtout, tu réajustes certains « pourquoi » et « comment ». L'idée, c'est d'y trouver des trésors cachés : des moments de force insoupçonnée, des actes courageux, ou encore des liens familiaux plus forts que tu ne croyais.

Non seulement tu réécris l'histoire, mais surtout, tu décides de ce que tu en fais aujourd'hui. Cela permet de poser des bases différentes pour ton **identité**. Et quelque part, ces nouvelles interprétations donnent une place à chacun des membres dans une perspective plus lumineuse et plus valorisante.

En pratique, comment t'y prendre ? Passons à une technique concrète qu'on appelle "Réécriture de l'histoire". Pour commencer, essaie d'écrire une version de l'événement tel que tu t'en souviens. Rien ne doit être parfait – c'est vraiment ta perception actuelle. Ensuite, prends un tout petit peu de recul et cherche les points positifs.

Imaginons que ton grand-père gardait toujours le silence sur certains sujets. Peut-être que dans ta version de l'histoire, ça sonne comme de la distance ou un manque d'affection. Mais peut-être que son silence était aussi une marque de **protection**, qu'il voulait te préserver d'histoires douloureuses.

Enfin, construis une nouvelle version où ces aspects valorisants prennent plus de place. Peut-être découvres-tu que ce silence avait aussi une raison noble ou une intention protectrice. Cette perspective peut littéralement changer ta perception de tes histoires de famille – et dans la foulée, la tienne.

En somme, cette technique de **réécriture** apparaît très libératrice. Grâce à elle, tu ne modifies pas tant les faits, mais la trame **émotionnelle** dans laquelle tu les as cachés. Cela permet un poids de moins sur les épaules et t'ouvre les bras vers un horizon plus paisible et positif.

# Développer des Croyances Stimulantes

Tu sais, **développer** de nouvelles croyances positives, ça peut vraiment changer ta vie. La clé, c'est de te débarrasser de ces vieilles pensées négatives qui te retiennent. C'est là que ça devient intéressant, apprendre à **restructurer** tes croyances pour soutenir ta croissance et ta guérison. Mais comment ? Par des méthodes simples et accessibles que tu peux intégrer dans ton quotidien.

Parlons du concept de "restructuration des croyances". C'est un truc **puissant**. Imagine que t'as des pensées qui te limitent, qui te disent que tu n'es pas assez bon ou que tu ne mérites pas le bonheur. Restructurer ces croyances, c'est comme reprogrammer ton cerveau pour qu'il te soutienne. Au lieu de penser "Je suis pas capable", tu remplaces ça par "Je vais essayer et donner le meilleur de moi-même". Avec le temps, ces nouvelles pensées modifient ton comportement et tu commences à obtenir de meilleurs résultats dans ta vie.

Ce sujet de la restructuration des croyances est vraiment crucial. Quand tu changes la façon dont tu penses, tu changes la façon dont tu te comportes. Et franchement, les résultats peuvent être bluffants. Tu sais quoi ? Passons à une méthode concrète pour **travailler** sur ces croyances : la création d'affirmations.

Les **affirmations**, c'est un outil vachement efficace pour renforcer tes nouvelles croyances positives. L'idée est simple. Tu choisis des phrases positives que tu vas répéter plusieurs fois par jour. Des phrases comme : "Je mérite le succès", "Je suis fort et capable", ou "Chaque jour, je vais de mieux en mieux". Ce qui est important, c'est la répétition. Plus tu le dis, plus ton cerveau commence à y croire et à l'intégrer comme réalité.

Voici un exercice pratique pour toi. Prends quelques minutes pour réfléchir à des affirmations qui résonnent vraiment chez toi. Écris-les sur des post-its et colle-les dans des endroits où tu vas les voir souvent. Le miroir de la salle de bains, le frigo, ton bureau… chaque endroit que tu regardes régulièrement. Ensuite, **répète**-les le matin en te levant et le soir avant de te coucher. Ça peut paraître simpliste, mais c'est efficace.

Comment relier ces affirmations à tes croyances limitantes ? C'est simple : chaque fois que tu identifies une pensée limitante, choisis une affirmation positive pour la contrer. Par exemple, si tu te dis "Je vais rater ce projet", opte pour "Je suis capable de faire face aux défis et de réussir". L'important ici, c'est la **répétition** et la conviction. C'est un processus continu, mais avec le temps, tu verras que tes pensées et ton état d'esprit commencent réellement à changer.

Mais, pour que cela marche, tu dois faire preuve de **persévérance**. Une croyance limitante ne disparaîtra pas du jour au lendemain, mais en intégrant ces affirmations dans ta routine quotidienne, tu te prépares pour un changement à long terme. Restructurer tes croyances semble un défi, mais avec de la pratique et des outils simples comme les affirmations, tu peux le faire. Allez, c'est le moment de commencer et de créer une vie pleine de pensées positives et de **succès** !

# Exercice pratique : Technique de recadrage des croyances

On va commencer avec quelque chose de crucial, le genre de truc qui peut **changer** ta vie, si tu le laisses faire. D'abord, identifie une **croyance** limitante que tu veux changer. On a tous des croyances limitantes, comme "Je ne suis pas assez intelligent" ou "Je ne mérite pas d'être aimé." Alors, prends un moment, réfléchis un peu et identifie cette croyance qui te retient. C'est comme si tu traînais un gros sac à dos plein de pierres, tu vois ?

Maintenant, examine les **preuves** pour et contre cette croyance. Ça peut être un peu tordu, mais c'est super important. Tu vas pouvoir voir clair dans le jeu de ton propre cerveau. As-tu des expériences qui prouvent cette croyance, ou est-ce qu'elle te vient juste parce que, comme un vieil enregistreur, tu te répètes cette phrase depuis des années ? Fais deux colonnes : pour et contre, et sois honnête, d'accord ?

Puis, considère des **perspectives** ou interprétations alternatives. C'est là où tu ouvres de nouvelles portes. Imagine que tu regardes la même vieille peinture, mais cette fois, tu changes la lumière. Tu pourrais passer de "Je ne suis pas assez intelligent" à "J'ai réussi beaucoup de choses même si j'ai eu des défis." Regarde sous un nouvel angle, et crée des phrases alternatives qui semblent plus justes.

Après avoir trouvé d'autres perspectives, crée une nouvelle **croyance** valorisante pour remplacer la croyance limitante. Là, tu prends cette foi limitante comme un vieux jouet cassé et tu le remplaces par quelque chose de neuf et d'excitant – "Je suis capable d'apprendre et de grandir." Prends le temps qu'il faut. Celle-là, elle doit briller comme une étoile dans la nuit.

Ensuite, développe des **actions** spécifiques pour renforcer la nouvelle croyance. Ça, c'est le truc concret. Comme bâtir une maison, brique par brique. Quelles petites actions pourraient renforcer ta nouvelle croyance ? Peut-être lire un bouquin que tu trouvais trop compliqué avant ? Ou parler devant un petit groupe ? Choisis des actions réalistes et commence à les intégrer dans ta routine.

Surtout, pratique l'**affirmation** de la nouvelle croyance chaque jour. Colle-la sur ton miroir ou écris-la partout. Répète-la encore et encore, comme un morceau de musique que tu apprends. C'est comme donner des soins à une petite plante jusqu'à ce qu'elle pousse bien.

Finalement, surveille et enregistre les **changements** dans tes pensées et comportements au fil du temps. Note les progrès dans un journal, même les petits pas comptent. Tu verras que jour après jour, cette nouvelle croyance commence à remplacer l'ancienne dans ton quotidien, comme prendre un nouveau chemin pour rentrer chez toi.

Voilà. Ah, qu'est-ce que ça va te changer quand tu verras ces pensées si différentes dans ta tête ! Et voilà comment on fait pour recadrer ses croyances et reprendre les rênes de sa vie. Allez, passe aux choses sérieuses et commence cette aventure avec toi-même.

# En Conclusion

Ce chapitre t'a montré comment **identifier** et défier les croyances limitantes héritées des expériences familiales. En comprenant mieux ces croyances enracinées, tu peux toucher à une **liberté** personnelle plus vaste et ouvrir la voie à un avenir positif et sans culpabilité.

Les points clés à retenir de ce chapitre sont nombreux. D'abord, les croyances qui limitent viennent souvent des **traumas** familiaux. Il est aussi crucial de comprendre ce que sont les "systèmes de croyances". L'**Inventaire** des croyances s'avère un outil précieux pour analyser celles que tu as. N'oublie pas que les distorsions cognitives peuvent t'empêcher de surmonter les croyances négatives. Enfin, rappelle-toi que les histoires familiales peuvent être **réécrites** de manière plus positive.

En appliquant ce que tu as appris dans ce chapitre, tu seras en mesure de dépasser tes **limites** antérieures et de construire une vie plus **épanouissante**. Continue à mettre en pratique ces **techniques** pour transformer tes croyances et libérer tout ton potentiel personnel ! N'hésite pas à revenir sur ces concepts autant que nécessaire pour bien les intégrer dans ta vie quotidienne.

# Chapitre 10 : Développer la résilience émotionnelle

T'es-tu déjà demandé si la vie te balançait des **épreuves** pour tester ta force ? Moi, oui. Mais crois-moi, tu peux apprendre à surfer sur ces vagues difficiles. Dans ce chapitre, on va explorer comment tu peux **renforcer** ta capacité à rebondir face aux obstacles. Promis, pas de trucs compliqués ou académiques - juste des conseils pratiques dont tu as besoin au quotidien. On va parler de la meilleure façon de gérer tes **émotions**, et même de la bienveillance envers toi-même. Parce que franchement, qui n'a jamais eu besoin d'un peu de **réconfort** intérieur ?

Imagine une force intérieure qui grandit et te soutient chaque jour... Sans oublier comment un petit groupe de soutien en béton peut changer la donne et une technique inédite pour créer un plan concret d'**amélioration**. C'est ça le but de ce chapitre – te donner les clés pour te sentir plus **robuste** face aux aléas de la vie. Crois-moi, ça vaut le coup. Allez, on se lance ensemble...

Tu vas découvrir comment cultiver ta **résilience** et développer des **stratégies** pour faire face aux défis quotidiens. Prêt à booster ta force mentale ? C'est parti !

## Développer des stratégies d'adaptation

Bon, parlons des **mécanismes d'adaptation**. Apprendre à gérer le stress et les déclencheurs émotionnels, c'est crucial. Tu sais, la vie est pleine de moments difficiles et de stress. Mais si tu as des méthodes pour y faire face, ça devient plus facile. Alors, quels mécanismes sains pourrais-tu adopter ? Voilà quelques idées.

D'abord, essaie la **respiration profonde**. Quand tu sens le stress monter, prends une pause et respire profondément. Inspire par le nez, expire lentement par la bouche. Répète ça quelques fois et tu verras, ça calme tout de suite. C'est simple mais super efficace.

Ensuite, il y a l'**exercice physique**. Bouger ton corps, c'est parfait pour réduire le stress. Que ce soit une marche rapide, du yoga, ou même danser dans ton salon, l'essentiel c'est de bouger. Ça aide non seulement ton corps, mais aussi ton esprit.

N'oublie pas non plus l'importance de parler. Que ce soit en famille, entre potes, ou avec un pro – peu importe. Partager ce qui te préoccupe, ça allège la charge mentale. Garde ces relations fortes, elles sont une ressource inestimable.

Mais ce n'est pas tout. Maintenant que tu vois un peu les mécanismes d'adaptation, parlons d'un autre concept clé – la "**régulation émotionnelle.**"

La régulation émotionnelle, c'est surtout savoir comment gérer tes émotions de manière efficace. Quand t'apprends à faire ça, tu gagnes en **résilience**. C'est comme un muscle – plus tu le travailles, plus il devient fort. Ajuster tes réactions face à une situation difficile au lieu de réagir impulsivement, ça change tout.

Comment pratiquer ça ? Ça commence par une prise de conscience. Être capable d'identifier ce que tu ressens, à quel moment et pourquoi. Ensuite, cherche des moyens pour modifier ces émotions. Par exemple, si tu te sens triste, peux-tu faire quelque chose qui te rendra heureux ? Peut-être écouter ta chanson préférée, ou relire un vieux message qui t'avait fait sourire.

Une autre méthode c'est la **réévaluation cognitive** – changer la façon dont tu perçois une situation. Si quelqu'un te bouscule par inadvertance, au lieu de t'énerver tout de suite, considère qu'il n'a peut-être pas fait exprès. Donner le bénéfice du doute – c'est une bonne habitude à prendre.

Passons à une astuce pratique qui combine tout ça – l'exercice de la "**Boîte à outils d'adaptation**." Cette technique vise à créer ton propre ensemble de stratégies pour gérer le stress. Imagine que tu prépares une boîte – pas littéralement, juste dans ta tête – où tu mets tous ces trucs utiles.

Commence par identifier ce qui te calme et te redonne de l'énergie. Voilà un exemple de ce que tu peux y mettre :

• Respiration profonde

• Lecture de ton bouquin préféré

• Balade dans le parc

• Discuter avec un pote

• Méditation ou relaxation guidée

Note chacune de ces stratégies. Ensuite, chaque fois que tu sens le stress monter, ouvre cette boîte et choisis ce qui te semble le mieux à ce moment-là. L'idée, c'est d'avoir une variété d'outils à ta disposition pour n'importe quelle situation.

Ça peut vraiment faire la différence. Prends le temps de découvrir ce qui marche pour toi, et construis ta propre boîte à outils. En fin de compte, c'est ta façon personnelle de gérer le stress et de mieux vivre. Développer des stratégies d'adaptation, c'est comme bâtir une forteresse intérieure. Plus robuste elle est, mieux tu peux faire face aux galères de la vie.

# Renforcer la régulation émotionnelle

Renforcer ta capacité à gérer les **émotions** intenses, c'est crucial. Parfois, ça semble impossible de ne pas réagir excessivement. Mais il y a des moyens simples pour s'améliorer. Pour débuter, comprends que les émotions ne sont ni bonnes ni mauvaises. Elles existent, point. Ce qui compte, c'est comment tu les gères.

Quand tu sens qu'une émotion forte monte, essaie la technique de **respiration** profonde. Inspire par le nez, compte jusqu'à quatre. Expire par la bouche, doucement, pour quatre secondes. Ça aide à calmer le système nerveux. En plus, crée des moments chaque jour pour comprendre tes ressentis. Note-les dans un journal ou parle-en à quelqu'un de confiance. Ça te donnera une meilleure perspective sur ce qui déclenche tes émotions fortes.

Parlons maintenant de l'**intelligence émotionnelle** et son rôle dans la guérison des traumatismes familiaux. C'est la capacité de reconnaître, comprendre et gérer ses propres émotions et celles des autres. En développant ton intelligence émotionnelle, tu peux briser les chaînes des expériences passées. Comment t'y prendre ? D'abord, deviens plus conscient de tes propres émotions au fur et à mesure qu'elles apparaissent. Essaie de leur donner un nom — est-ce de la colère, de la tristesse, de la frustration ?

Ensuite, mesure l'impact de tes émotions sur ton **comportement**. Par exemple, si tu es en colère, perds-tu facilement ton sang-froid ? As-tu tendance à dire des choses que tu regrettes plus tard ? En apprenant à repérer ces tendances, tu peux commencer à les ajuster. Parle à tes proches de ce que tu ressens. Oui, c'est difficile au début, mais l'honnêteté émotionnelle ouvre la porte à des relations plus saines et plus équilibrées.

Enfin, vient la technique **"Emotion Surfing"** pour surmonter les états émotionnels intenses. Imagine que chaque émotion forte est comme une vague dans la mer. Te battre contre elle peut te submerger, mais apprendre à surfer dessus peut te donner le contrôle. Quand une forte émotion surgit, ne la rejette pas. Observe-la, sans juger, en reconnaissant sa présence.

Visualise cette émotion comme une vague que tu regardes depuis le rivage. Note sa grandeur, son intensité. Rappelle-toi qu'elle finira par se dissiper. Respire profondément et laisse la vague passer. À chaque fois que tu pratiques, tu renforces ta capacité à gérer les émotions sans être débordé. Traverse ces tempêtes avec **confiance**, en sachant que tu peux toujours retrouver le calme au bout du chemin.

Donc, en bossant sur ta capacité à gérer les émotions intenses, en développant ton intelligence émotionnelle et en pratiquant l'Emotion Surfing, tu arriveras pas à pas à mieux naviguer à travers les défis émotionnels. Tu construiras ainsi une **résilience** émotionnelle plus forte, qui te soutiendra dans ta guérison des traumatismes familiaux. Pas besoin d'être parfait, juste de faire de petits efforts chaque jour.

# Cultiver la Compassion Envers Soi-même

Commençons par apprendre des stratégies pour développer une relation **gentille** et compréhensive avec toi-même. Ça paraît simple d'emblée, mais c'est tout un art. Souvent, tu es ton propre pire critique. Pourtant, tu devrais te traiter comme tu traiterais ton meilleur pote. Quand tu fais une erreur ou traverses un moment difficile, au lieu de te rabaisser, fais preuve de **bienveillance** et de compréhension envers toi-même. Une phrase qui m'aide beaucoup : "C'est normal d'avoir des hauts et des bas."

Prends du temps chaque jour pour te dire des mots sympas. Fais-toi des compliments, reconnais tes efforts. Imagine que tu t'écris une lettre d'encouragement. Au début, ça peut sembler bizarre, mais au fil du temps, tu te rendras compte que tu te sens plus léger et plus doté de force intérieure.

Eh, et après avoir exploré la bienveillance envers toi-même, parlons du concept plus large de la "**compassion** envers soi-même."

La compassion envers soi-même, qu'est-ce que c'est ? C'est simplement l'acte de s'accepter pleinement avec toute sa richesse et ses imperfections. Mais c'est pas si simple. On a tous ces voix intérieures qui jugent, qui disent qu'on n'est jamais assez bien. Il faut apprendre à répondre à ces voix par de la compassion plutôt que par des critiques sévères. La compassion envers soi-même, ça t'aide à diminuer le **stress** et à te sentir plus en paix avec toi-même.

Imagine t'observer comme un pote le ferait dans un moment de doute ou de tension. Tu veux prendre soin de toi de la même manière. Cette approche permet de cicatriser certaines blessures **émotionnelles** du passé plus facilement et de renforcer ta capacité à faire face aux défis actuels et futurs. Ça paraît évident, mais franchement, cette petite dose de gentillesse envers toi-même peut totalement transformer ta manière de vivre tes émotions.

Maintenant, on va voir un exercice qui s'appelle "Pause de Compassion Envers Soi-même." Prêt pour essayer ?

Parfois, en pleine tempête émotionnelle, t'as juste besoin de faire un break. Le temps d'une respiration et d'un peu d'amour propre. L'exercice du jour consiste à prendre une pause, respirer profondément et te tourner vers tes propres besoins émotionnels de la même façon qu'un bon pote le ferait. Quand t'es au milieu d'un énième rappel de téléphone mal reçu ou d'un discours autocritique, essaye cette technique.

• Respire profondément. Une bonne bouffée d'air frais, ça aide à apaiser l'esprit. Ensuite, place ta main sur ton cœur ou tout autre endroit sur ton corps qui te réconforte.

- Réfléchis. Rappelle-toi que tout le monde connaît des moments de difficulté. Chacun a ses hauts et ses bas. T'es pas seul dans ce que tu vis.

- Dis-toi quelque chose de gentil. Comme, "C'est dur ce que tu traverses, mais ça va aller," ou "T'es fort, tu peux le faire." Ce simple geste de gentillesse envers toi-même peut t'apporter une paix immense.

Voilà, vivre ces trois étapes peut prendre quelques minutes, quelques secondes même, mais l'impact est puissant. Remettre les horloges à l'heure, redonner du sens et surtout, revenir à un espace de bienveillance et de calme. Le défi, c'est de l'intégrer dans ton quotidien, surtout dans ces moments où les vagues semblent plus fortes.

Maintenant que tu t'es paré de compassion envers toi, comment tu te sens ? Remonté, un peu plus serein, j'espère. Prends ça comme un gentil rappel que tu mérites tout l'amour et la compréhension qu'on peut s'offrir.

Comme tu vois, en cultivant une relation gentille et compréhensive avec toi-même et en pratiquant la compassion envers toi-même, tu te prépares un terrain fertile pour une belle **guérison** émotionnelle. C'est pas si compliqué, c'est une question de volonté et de petites actions réconfortantes que tu peux introduire dans ta vie quotidienne. En continuant de te traiter avec **amour** et respect, tu construiras sans doute une **résilience** émotionnelle plus forte et plus durable.

# Créer un système de soutien personnel

Pour commencer, il faut comprendre comment **construire** et maintenir un réseau de relations de soutien. C'est, en gros, créer une toile de sympathie et de conseils qui t'accompagne dans les moments durs. Les relations de soutien ne tombent pas du ciel, tu dois les cultiver. Commençons par la construction.

Quand on parle de soutien, on parle d'amis, de famille, de collègues. Les personnes sur qui tu peux compter. Passe du temps avec eux, soyons honnêtes, il faut parfois moins être un héros solitaire et plus un allié. Demande de l'aide quand tu en as besoin, et offre ton aide en retour. C'est donnant-donnant. Essaie de voir les choses de cette manière : chaque lien est comme une plante dans un jardin. Il faut l'arroser, couper les mauvaises herbes, lui donner un peu d'amour.

Bien sûr, **maintenir** ce réseau, c'est autre chose. C'est être constant, envoyer un message, recevoir un appel, organiser une soirée. C'est aussi accepter qu'un réseau de soutien change avec le temps. Certains amis restent, d'autres partent, et c'est normal. Le but est que ces relations soient authentiques et réciproques.

Quoi de mieux maintenant que de parler du "**tampon social**" ? C'est un concept important. Le tampon social, c'est comme un coussin qui amortit les chocs émotionnels. Des chercheurs ont prouvé que ceux qui ont un bon réseau de soutien gèrent mieux le stress. Imagine-toi passer une mauvaise journée au boulot. Le soir, tu rentres, et tu en parles à un pote. Étonnamment, ce petit échange réduit ta frustration. Ce soutien fait office de barrière contre les effets des tensions quotidiennes.

Il suffit d'échanger des mots, recevoir des encouragements ou des conseils, pour que ce tampon opère. Alors, quand tu t'entoures de gens bienveillants, tu construis inconsciemment des murs protecteurs contre le stress et les coups de blues. C'est franchement magique.

Passons maintenant à la méthode pratique de "**Cartographie** du soutien". C'est une technique super simple pour savoir sur qui tu peux compter, et comment renforcer ces liens. Tu prends une feuille blanche. Dans un cercle au centre, tu mets ton nom. Autour, tu places les noms des personnes importantes pour toi. Plus une personne est proche émotionnellement, plus elle sera près du centre.

Ensuite, regarde chaque nom et pense à tes **interactions** avec ces personnes. T'appuies-tu souvent sur elles ? Devrais-tu leur rendre davantage visite ? Parfois, en voyant ces noms sur le papier, tu réalises que certains liens méritent plus d'attention. Notamment ceux qui te sont essentiels en termes de soutien moral. La cartographie te permet aussi d'identifier les "trous" dans ton soutien, là où tu pourrais être isolé, et voir où t'investir davantage.

Pour conclure, que tu construises ton **réseau**, tires parti du tampon social, ou fasses ta cartographie du soutien, ces méthodes te permettent de te sentir entouré et protégé. Plus besoin d'affronter tes **démons** seul. Partager, c'est avancer sur le chemin de la **résilience**. N'oublie pas de soigner ces relations quotidiennement pour que ton système de soutien devienne ta meilleure armure contre les épreuves de la vie.

# Exercice pratique : Plan de renforcement de la résilience

Commençons par **évaluer** ta résilience émotionnelle actuelle. Pour ça, utilise un outil d'auto-évaluation. C'est super simple. Tu réponds à quelques questions sur tes réactions émotionnelles dans différentes situations. Ça peut être une journée difficile au boulot, une prise de bec avec un pote, ou même un pépin inattendu. Prends le temps de bien **réfléchir**. Sois honnête avec toi-même. Ton but est de piger où tu en es, pas de te juger. Note tes réponses et essaie de repérer les tendances.

Passons maintenant à l'étape suivante. Une fois que tu connais ton niveau actuel de résilience, examine de près tes réponses. Repère les domaines qui nécessitent le plus de boulot. Par exemple, t'as peut-être du mal à garder ton sang-froid pendant une crise, ou tu galères à te remettre d'une déception. Pense à tes réactions habituelles et essaie de capter ce qui pourrait être amélioré. C'est là que tu identifies les domaines clés. C'est comme si tu regardais ta propre carte au trésor, et que tu voyais où se trouvent les obstacles à **surmonter**.

Maintenant, concentre-toi sur trois stratégies spécifiques pour **renforcer** ta résilience. Tu peux en choisir trois en fonction des domaines que tu veux améliorer. Par exemple, tu pourrais miser sur la méditation, top pour apaiser l'esprit. Ensuite, peut-être des activités physiques, pour garder le corps et l'esprit en forme. Enfin, bosser sur la gratitude, voir le positif même quand ça craint. C'est ton plan, choisis ce qui te branche le plus.

Après avoir choisi tes trois stratégies, fixe un emploi du temps pour les intégrer dans ta vie. Tu transformes tout ça en habitudes quotidiennes ou hebdomadaires. Par exemple, si tu optes pour la méditation, trouve un moment chaque jour pour te poser au calme. Quelques minutes suffisent. Pour le sport, planifie tes séances, soit chaque matin, soit plusieurs fois par semaine. Pour la gratitude, fais-en une routine du matin ou du soir, note trois trucs cool que tu vis chaque jour. Plus c'est régulier, mieux c'est.

Pour être sûr de pratiquer régulièrement, mets en place des moyens pour te **responsabiliser**. Ça peut être partager tes objectifs avec un pote de confiance, utiliser une appli pour suivre tes progrès, ou même un simple tableau accroché à ton frigo où tu coches chaque jour où tu réalises tes pratiques. Trouve ce qui te **motivera** le mieux.

Observe comment ça évolue. Note les changements dans tes réactions émotionnelles. Peut-être que tu réagis différemment dans des situations stressantes. Ou tu te prends moins la tête pour des broutilles. Tiens un journal, ou juste une note sur ton portable. Ça te permet de voir tes progrès. On ne change pas du jour au lendemain, mais chaque petit pas compte.

Enfin, ajuste ton plan selon tes expériences et tes résultats. Si tu vois que quelque chose ne marche pas pour toi, change-le. Essaie différentes techniques, adapte ton emploi du temps. Ton plan de résilience doit te servir, pas l'inverse. Tu es en constante **évolution**, et ton plan doit évoluer avec toi.

Commence aujourd'hui. Fais le point, ajuste ce qui doit l'être, et continue d'avancer. Avec le temps et l'effort, tu verras des résultats. La clé, c'est de **persévérer** et d'être patient avec toi-même.

# En Conclusion

Ce chapitre t'a donné des outils **essentiels** pour développer des stratégies de **gestion émotionnelle** et renforcer ta **résilience**. Tu as appris l'importance de réguler tes émotions, de développer l'auto-compassion, de créer un système de soutien personnel, et bien plus encore.

Dans ce chapitre, tu as compris:

• Différentes manières saines de gérer le **stress** et les déclencheurs émotionnels.

• L'importance de la régulation émotionnelle pour la résilience.

• L'idée de l'"**intelligence émotionnelle**" et comment elle aide à guérir.

• La valeur de la **gentillesse** envers soi-même pour la guérison émotionnelle.

• L'importance d'un réseau de **soutien** pour renforcer la résilience.

En appliquant ce que tu as lu dans ce chapitre, tu pourras construire une vie plus **équilibrée** et émotionnellement durable. Vas-y et intègre ces précieuses leçons à ton quotidien pour observer des différences positives et durables. N'hésite pas à revenir sur ces concepts quand tu en as besoin, ils sont là pour t'aider à grandir et à t'épanouir.

# Chapitre 11 : Reconquérir ton pouvoir personnel

T'es-tu déjà senti prisonnier des attentes des autres, oubliant tes propres désirs ? Dès que j'ai commencé à **comprendre** ça en moi-même, tout a changé. Dans ce chapitre, tu vas plonger au cœur de ton être, découvrant comment devenir plus **assertif** après des moments difficiles. On va parler des petites habitudes qui te retiennent, celles qui te font plaire à tout le monde sauf à toi-même. Ensuite, on te guidera pour **reconstruire** cette confiance en toi, la confiance qui te permettra de prendre des **décisions** qui t'élèveront vraiment. Imagine pouvoir faire des choix sans avoir à penser aux autres, **libre** et **puissant**. Et enfin, une petite surprise pratique t'attend à la fin - un **exercice** simple mais efficace pour renforcer ton sentiment de **pouvoir** personnel. Allez, on y va, ça va changer ta vie !

## Formation à l'affirmation de soi pour les survivants de traumatismes

Quand on parle d'**affirmation** de soi, c'est crucial d'apprendre à exprimer tes besoins et tes limites clairement et de façon respectueuse. C'est pas toujours facile, surtout quand t'as hérité de blessures familiales. Peut-être que t'as peur de décevoir ou de faire des vagues. C'est normal. Mais t'as le droit de te faire entendre.

D'abord, parle sincèrement. Dis ce que tu ressens sans attaquer l'autre personne. Si t'as besoin de quelque chose, précise-le bien. Par exemple, "J'ai besoin de temps pour moi" est bien mieux que "Tu ne me laisses jamais tranquille". C'est direct, oui, mais sans blâme. Plus tu pratiques, plus ça deviendra naturel.

Et n'oublie pas d'écouter aussi. L'affirmation de soi, c'est pas seulement parler. Faut aussi comprendre l'autre, échanger. C'est comme une danse, un équilibre à trouver, où chacun a sa place et son mot à dire. Des fois, juste écouter peut rendre tes besoins plus clairs aux yeux des autres.

Passons maintenant à un concept un peu différent. La **communication** assertive – un truc super important dans la guérison des traumatismes familiaux. En gros, c'est un moyen de t'exprimer qui respecte à la fois tes besoins et ceux des autres. C'est ni passif ni agressif. C'est justement entre les deux.

Avec la communication assertive, tu te fais respecter sans écraser l'autre. Par exemple, au lieu de te taire quand tu te sens froissé, tu exprimes fermement ce que tu penses. Genre, "Je comprends ce que tu dis, mais je me sens blessé quand tu me parles comme ça." Ça ouvre la porte au dialogue plutôt qu'à la confrontation.

Et ça, ça aide vachement à lâcher les **traumas** du passé. Quand t'es habitué à la fuite ou à la confrontation à cause de vieilles blessures, utiliser l'affirmation adore cette voie du milieu où tu te sens ni campé ni abandonné. C'est un truc à mettre en place doucement, petit à petit, mais qui peut changer beaucoup de choses.

Venons maintenant à la formule magique des "Je-Statements." Un outil bien pratique pour communiquer de façon assertive. Structure tes phrases comme ça :

• "Je me sens..."

- "... quand tu..."

- "et j'aimerais que tu..."

Par exemple, "Je me sens **blessé** quand tu ne réponds pas à mes messages, et j'aimerais que tu m'informes quand tu es occupé." Simple, direct, honnête.

Ces phrases évitent les accusations. Elles parlent de ton ressenti, pas de l'autre personne. Et ça fait une énorme différence. Les gens sont moins sur la défensive et plus ouverts à changer leur comportement.

Mais pourquoi c'est important ? Très simplement parce que ça donne une voix à tes **sentiments** sans causer de tension inutile. C'est le début d'une communication saine et constructive.

Pour faire la transition, tout ce qu'on a discuté renforce un autre point clé de cette formation : comprendre et valider tes propres **émotions**. Lorsque tu prends le temps de réfléchir à ce que tu ressens précisément, l'utiliser avec les "Je-Statements" devient un outil génial.

On pourrait dire qu'il y a une boucle entre l'affirmation de soi, la communication assertive et les "Je-Statements". Ils se nourrissent mutuellement pour te donner une base solide. Et c'est cette base solide qui t'aidera à te libérer des boulets du passé et à te tourner vers un **avenir** positif.

Recommence aussi souvent que tu en as besoin. Prends ton temps. C'est ton **voyage** vers une version de toi-même plus épanouie et libre.

# Surmonter les tendances à vouloir plaire à tout prix

Apprendre à reconnaître et changer les schémas d'accommodation excessive, ce n'est pas toujours facile. Souvent, ces **comportements** viennent de ton passé. Tu veux plaire à tout le monde, peut-être parce que tu as appris très jeune que c'était la seule façon d'obtenir de l'attention ou de l'affection. Ça devient une habitude, une pensée automatique, de toujours mettre les autres en premier.

Par exemple, tu te retrouves souvent à dire "oui" à des demandes même quand tu ne veux pas vraiment. T'es crevé, mais tu t'obliges à aider ton pote à déménager, juste pour pas le décevoir. C'est ce genre de trucs qu'il faut repérer. Pour changer ça, faut oser dire "non" de temps en temps. C'est normal d'avoir la trouille des conséquences, mais souvent, les gens sont plus compréhensifs qu'on ne le pense. Prends des petits pas; commence par dire "non" dans des situations moins stressantes et construis ta **confiance** à partir de là. Pense à toi : tes besoins sont aussi importants que ceux des autres.

À un moment, tu vas tomber sur le concept de la **codépendance**. C'est quoi en gros ? C'est une relation où tu te perds pour satisfaire les attentes des autres. Peut-être que dans ta famille, t'as joué ce rôle de médiateur ou t'as pris soin de tout le monde, et ça t'est resté. Cette codépendance tire souvent ses racines des **traumatismes** familiaux non résolus. On cherche à recréer cette dynamique, espérant enfin panser les vieilles blessures.

Imagine que tu passes ta vie à courir après l'approbation des autres au lieu de suivre tes propres désirs. Faut prendre conscience de ces schémas. Un bon moyen de le faire, c'est en parlant avec un **thérapeute** spécialisé sur ces questions, à cœur ouvert, sans freins. Il t'aidera à naviguer dans cette complexité, pour identifier où ça cloche et trouver des moyens de t'en libérer. Progresse doucement, défais les ancrages de ton histoire pour enfin respirer mieux.

Enfin, voilà l'Inventaire des tendances à vouloir plaire. C'est un outil utile qui te permet de poser noir sur blanc tes actions pour identifier les situations où t'essayes trop de plaire. Demande-toi souvent :

• Est-ce que tu dis oui trop souvent ?

• Est-ce que tu caches tes vrais sentiments pour éviter des conflits ?

• Est-ce que tu te sens épuisé, émotionnellement vide après avoir aidé quelqu'un ?

• Est-ce que tes besoins passent toujours en second ?

Connaître la réponse à ces questions, c'est comme mettre les lunettes pour lire une carte. Tu commencerais à y voir plus clair, à visualiser les **changements** nécessaires. Bien sûr, être honnête avec toi-même, sur tes envies et limites est fondamental. Complète cet **inventaire** régulièrement pour suivre ton évolution.

Changer ces tendances demande du temps et de la patience, rien ne se fait du jour au lendemain. Mais rappelle-toi que chaque petit pas compte et mène à une vie plus équilibrée.

# Développer la confiance en soi et l'assurance

Construire une **validation** interne et une autosuffisance, c'est fondamental. Quand tu sais que tu peux compter sur toi-même, c'est comme avoir une lumière intérieure qui te guide. Pour y arriver, il faut entraîner ton esprit à reconnaître tes propres **succès**, même les plus petits. Par exemple, dis-toi régulièrement "Bravo, t'as fait du bon boulot !". C'est comme arroser une plante – plus tu lui donnes des compliments, plus elle grandit.

Une autre stratégie consiste à établir des repères personnels. Quelque chose comme un journal intime où tu notes tes petites victoires. Peut-être que t'as réussi à faire ta journée sans procrastiner ou que t'as appris à dire non quand c'était nécessaire. Tout ça, ça s'additionne et devient des preuves solides de ta capacité.

Et puis, apprendre à se protéger des critiques non constructives est crucial. Entoure-toi de gens **bienveillants**, qui te soutiennent sans te rabaisser. Ceux qui te tirent vers le bas, tu devrais les laisser de côté - ils ne méritent pas de place dans ton esprit.

Maintenant, ça nous amène au concept de l'**auto-efficacité**...

L'auto-efficacité, c'est la croyance en ta capacité à réussir dans ce que tu fais. C'est pas si compliqué, c'est comme si tu avais une petite voix à l'intérieur qui te disait "je peux le faire." Plus tu y crois, plus ce sera vrai.

Ce concept, il vient de la psychologie. C'est super important pour ton épanouissement. Si tu crois pas en ta capacité à accomplir quelque chose, tu seras déjà en train de te brider avant même d'avoir commencé. Par exemple, si t'as un projet en tête, dis-toi que t'es capable. Tu sais, **visualise**-toi en train de réussir. Même les sportifs et les artistes le font.

Et pour construire cette auto-efficacité, établis des petits **objectifs**. Chaque fois que tu en atteins un, c'est une victoire qui renforce ta confiance. Pense à ça comme marcher avant de courir. C'est en accumulant ces petites réussites qu'on se sent prêt pour les plus grandes.

Alors, qu'est-ce qu'on peut faire pour renforcer cette confiance comme jamais ?

Imaginer des situations où tu te sens confiant, c'est encore mieux. Alors, ferme tes yeux. Respire profondément. Visualise-toi dans une situation où tu veux absolument rayonner de confiance. Peut-être une réunion, une prise de parole en public, ou juste une conversation difficile.

Vois chaque moment avec clarté. Imagine-toi debout, le dos droit, les épaules détendues. Ton sourire est sincère et rassurant. Entends ta voix, claire et assurée, chaque mot coule de source. Sens cette **assurance** dans tout ton corps et nourris-toi de cette énergie. Plus tu fais cet exercice, plus tu conditionnes ton cerveau à agir ainsi dans la réalité.

D'habitude, ces exercices de visualisation servent beaucoup à changer ta perspective interne. Tiens, par exemple, avant une présentation ou un entretien important, passe quelques minutes à te visualiser en mode gagnant. Avant, j'avais tendance à douter et à me sentir nul, mais depuis que je pratique cet exercice, je ressens une véritable **transformation**.

Imagine que demain, tu te réveilles avec cette confiance renforcée. Comment penserais-tu ? Comment agirais-tu ? Recrée ces sensations dès maintenant. En combinant validation interne, conscience de ta propre efficacité à réussir et ces exercices de visualisation, tu transformeras petit à petit cette force intérieure en une forteresse solide.

Il se peut que certains jours soient plus durs, que tu te sentes faiblir. Ces jours-là, rappelle-toi juste de revenir à ces trois piliers. J'ai mis du temps à m'y habituer, mais chaque petit pas compte. Tout cela, pour que, avec le temps, ta confiance en toi devienne inébranlable.

## Faire des choix de vie autonomes

Commence à prendre des **décisions** qui reflètent vraiment qui tu es et ce que tu valorises. C'est hyper important, surtout quand tu essaies de sortir des schémas familiaux. Souvent, les choix qu'on pense être les nôtres sont en réalité influencés par notre famille, notre éducation. Prendre des décisions alignées avec ton vrai moi... ça demande un peu de réflexion, mais c'est libérateur. Genre, sans filtres. Écoute tes besoins fondamentaux. Fais la part des choses entre ce que tu veux vraiment et ce que tu fais pour plaire aux autres.

Ce qui t'amène à comprendre ton "**pouvoir personnel**". Ce terme peut avoir l'air un peu abstrait, mais il est indispensable si tu veux vraiment opérer des changements durables dans ta vie. Le pouvoir personnel te permet de dire "non" quand il le faut et "oui" quand ça te correspond réellement. C'est pas juste un concept philosophique – c'est du concret. En prenant des décisions basées sur ton pouvoir personnel, tu t'assures que tes choix sont en accord avec tes valeurs, tes désirs.

Une manière pratique d'exercer ton pouvoir personnel est à travers une technique que j'appelle la "**Matrice de Décision**". C'est simple et efficace pour évaluer tes choix de manière autonome. Prends une feuille de papier et divise-la en quatre quadrants. Dans le premier quadrant, note tous les avantages potentiels d'un choix. Dans le deuxième, les inconvénients. Ensuite, dans le troisième quadrant, mets les avantages d'opter pour une alternative. Le quatrième, pour noter les inconvénients de cette alternative. C'est comme créer un tableau qui te permet de voir plus clair ce que chaque option signifie pour toi.

Cette matrice est un outil vraiment puissant car elle te sort du flou, te pousse à formaliser tes choix. Tu prends un instant, tu fais les colonnes, et tu te demandes ce qui sert vraiment ton **bonheur**. Et pas celui des autres. En clair, prends-le comme un moment de pause où tu évalues froidement. Ton pouvoir personnel s'épanouit en te donnant le cadre pour prendre des décisions sans peur du jugement des autres.

D'ailleurs, derrière chaque décision s'établissent des liens entre le rationnel et l'**émotionnel**. Oui, tes émotions comptent dans la prise de décisions, tout autant que tes réflexions logiques. Quand tu joues la carte du rationnel pur et dur sans tenir compte de tes ressentis, ça sonne faux. Tu finis souvent par regretter ou par te sentir déconnecté de toi-même. L'équilibre entre l'émotion et la raison, c'est ça le gros du boulot pour avoir des choix équilibrés et empowering comme on dit. Souviens-toi, l'émotion peut être ton alliée, pas juste quelque chose à dompter.

Relie cette réflexion émotionnelle avec tes **valeurs** fondamentales et tu verras... les décisions alignées affluent plus naturellement. C'est comme une sorte de cercle vertueux. En conclusion, savoir discerner tes vraies valeurs et **émotions**, exercer ton pouvoir personnel par des outils comme la Matrice de Décision, et harmoniser tout ça dans ton quotidien, ça te permet de faire des choix vraiment **autonomes**. Tu te libères ainsi des anciennes chaînes et tu te crées un futur qui te ressemble.

# Exercice pratique : Déclaration d'autonomisation personnelle

Prendre le temps de **réfléchir** à tes valeurs fondamentales et à tes désirs authentiques, c'est bien plus que faire une simple liste. C'est comme rentrer en toi, aller chercher ce qui compte vraiment. C'est détecter les petites choses qui te font vibrer, te rendent vivant. Penser à ce que tu veux vraiment dans la vie, c'est regarder ce qui te fait sourire sans effort – tes **passions**, les moments où t'es vraiment toi-même.

Ensuite, il faut identifier les domaines où tu sens que tu as besoin de reprendre le **contrôle**. Ça peut être n'importe quoi : tes relations, ton boulot, même comment tu prends soin de toi. Pense aux situations où tu te sens bloqué ou où t'aurais besoin de plus de liberté. Parfois, ça veut dire dire "non" plus souvent, ou peut-être prendre plus de temps pour toi au quotidien.

Se connecter avec ces domaines te permet de cerner précisément ce sur quoi tu veux agir. C'est presque comme nettoyer une maison, pièce par pièce.

Après, tu te lances dans la rédaction d'une **déclaration** personnelle. Pas besoin que ce soit trop long ou formel. Quelque chose comme : "Je m'engage à respecter mes propres besoins et à chercher ce qui me rend heureux." Cette déclaration, c'est comme un serment, une promesse que tu te fais. Simple, direct et rempli de sens.

Passer à l'**action** est essentiel. Écrire des actions spécifiques qui soutiennent ta déclaration va te donner une direction. Par exemple, si ta déclaration concerne le respect de ton temps, une action pourrait être de prendre 30 minutes par jour pour une activité qui te passionne. C'est un peu comme créer un petit manuel de route vers toi-même.

Une fois tes actions définies, partage ta déclaration avec quelqu'un en qui tu as **confiance**. Un bon pote, un mentor, peu importe. Ça aide à solidifier ton engagement et à rendre tout ça plus réel. Le soutien t'apporte un peu de chaleur quand les choses deviennent difficiles, et ça te garde responsable de tes aspirations.

Pour t'assurer que cette déclaration soit vraiment partie de ta vie, affiche-la quelque part où tu vas la voir tous les jours. Ça peut être sur ton miroir, ta porte de frigo ou encore dans ton agenda. Voir cette déclaration tous les jours, c'est une manière subtile mais puissante de te (re)mémorer tes priorités et tes **engagements**.

Enfin, n'oublie pas d'adapter et de revoir cette déclaration régulièrement. La vie change, on évolue. Donc, revisite ton engagement, modifie ce qui a besoin de l'être. Peut-être ce qui te semblait important il y a six mois ne l'est plus autant aujourd'hui. Adapter ta déclaration montre que t'es en phase avec qui tu es vraiment, en continuelle **évolution**.

Allez, prends ton temps pour chacune de ces étapes, honore ton processus, et souviens-toi que petit à petit, chaque action te rapproche de cette vie pleine de sens et de contrôle.

# En conclusion

Cette section t'a fourni des outils précieux pour reprendre le **contrôle** de ta vie après avoir vécu des **traumatismes** familiaux. En développant des compétences en **assertivité**, en surmontant les tendances à plaire aux autres, en renforçant la **confiance** en toi, et en faisant des choix de vie éclairés, tu peux te sentir plus **autonome** et épanoui.

Dans ce chapitre, tu as découvert l'importance des techniques pour exprimer tes besoins et tes limites de manière claire et respectueuse. Tu as appris à comprendre et à utiliser la "**communication** assertive" pour favoriser la guérison des traumatismes familiaux. La formule des "I-Statements" t'a été présentée comme un moyen efficace pour une expression affirmée des pensées et des sentiments.

Tu as également exploré comment reconnaître et modifier les schémas de comportement qui te piègent dans la complaisance excessive. L'intérêt de l'auto-efficacité pour renforcer ta confiance en toi et ton **autonomie** a été souligné.

Pense à appliquer ces **stratégies** dans ton quotidien pour cultiver une plus grande assurance et indépendance. Chaque petit pas que tu fais est une victoire vers la reprise de ton pouvoir personnel. Persévère, tu mérites de vivre une vie épanouissante et harmonieuse. Allez, fonce !

# Chapitre 12 : Aborder la séparation et les schémas relationnels

As-tu déjà **réfléchi** à l'influence de ton passé sur tes relations ? Moi, j'ai remarqué que comprendre les origines de nos **schémas relationnels** peut vraiment transformer notre façon de vivre nos **liens affectifs**. Dans ce chapitre, je vais te guider à travers des découvertes et des réflexions captivantes.

On va commencer par examiner comment les **séparations** précoces façonnent notre être. Puis, je te montrerai comment repérer le langage central de tes relations. Tu seras probablement surpris de reconnaître des **patterns** que tu répètes sans même t'en apercevoir.

Ensuite, il sera temps de panser tes blessures d'**attachement** au fur et à mesure. Crois-moi, c'est plus crucial qu'on ne le pense ! On parlera aussi de la formation de patterns relationnels sains, avec des outils pratiques pour les identifier et travailler dessus.

Imagine-toi en train d'analyser ces **schémas** dans tes relations. Faisons-le ensemble. Tu seras impatient d'aller plus loin et de trouver des moyens d'avoir des relations plus **épanouissantes**. Prêt à commencer ?

## Comprendre les impacts d'une séparation précoce

Parler des **séparations** avec les soignants quand tu es petit, c'est super important. Tu ne t'en rends peut-être pas compte, mais ça joue un rôle énorme dans tes **relations** adultes. Quand un bébé est séparé de sa maman ou de son papa très tôt, ça laisse une marque. Comme une sorte de blessure invisible. Et puis en grandissant, ça se transforme en trucs compliqués dans tes relations avec les autres. Tu développes des schémas, des habitudes qui te collent à la peau. Des fois, tu peux avoir du mal à faire **confiance**. Ou tu cherches désespérément l'approbation, par peur d'être abandonné à nouveau.

Ces impacts, tu les vois partout. Prenons l'exemple des amis ou des partenaires. Si t'as vécu une séparation précoce, tu pourrais avoir du mal à maintenir une relation stable. Tu te sens peut-être constamment inquiet, comme si quelque chose allait mal tourner. Ou alors, tu te fermes totalement, par peur d'être blessé à nouveau. C'est comme si tu construisais des murs autour de toi, juste pour te protéger. Crevant, non ? Et souvent, ces comportements dépendent de la qualité d'**attachement** que t'as eue quand t'étais petit.

Parlons de la "théorie de l'attachement". Ce concept, il est super utile pour comprendre pourquoi tu te comportes d'une certaine manière dans tes relations. C'est John Bowlby qui a introduit ça, et en gros, ça dit que les liens que tu formes avec tes premiers soignants (comme tes parents) déterminent les modèles relationnels que t'adoptes plus tard. Y a quatre types d'attachement : sécure, évitant, ambivalent et désorganisé. Si t'as un attachement sûr, tu te sens généralement à l'aise avec l'intimité et l'indépendance. Mais si c'est évitant, par exemple, t'as souvent peur de t'attacher trop. Et ambivalent, c'est quand tu te sens très anxieux dans les relations.

Donc, pour guérir de ces **traumatismes** familiaux, comprendre ton style d'attachement, c'est vraiment utile. Parce que ça te permet de voir d'où viennent tes réactions. Ensuite, tu bosses dessus. Par exemple, si tu sais que t'as un attachement évitant, tu peux apprendre à t'ouvrir progressivement dans tes relations actuelles. Ou si t'es plutôt ambivalent, tu peux bosser sur tes angoisses d'abandon.

Ça nous amène à l'évaluation "Impact de la Séparation". Cette évaluation te permet de voir comment ces expériences précoces influencent tes relations aujourd'hui. C'est un peu comme un miroir. Alors voilà quelques questions que tu peux te poser :

• Comment tu te sens dans tes relations les plus proches ?

• Tu te fies facilement aux autres ou t'as tendance à te méfier ?

• T'as besoin de recevoir beaucoup d'assurance de la part de tes potes ou partenaires ?

• Tu te retiens souvent de t'attacher trop rapidement ?

Les réponses à ces questions montrent comment les **séparations** précoces et ton style d'attachement actuel influencent tes relations. À partir de là, tu peux mieux comprendre tes comportements et commencer à bosser dessus.

Penser à tes peurs et tes **comportements**, c'est déjà un pas vers la **guérison**. Se poser les bonnes questions est essentiel. Ton passé ne doit pas définir ton avenir. Sois patient avec toi-même et permets-toi de ressentir et de grandir. Ces techniques, si simples soient-elles, peuvent libérer des blessures enracinées et alléger le poids émotionnel que tu portes. Le tout, sans culpabilité.

# Reconnaître le langage fondamental des relations

Ah, le langage des relations. C'est comme une carte au trésor, pleine de signes et de symboles. Tu dois apprendre à identifier les **thèmes** récurrents et les schémas dans tes relations amoureuses. Parfois, c'est évident comme le nez au milieu du visage, parfois il faut creuser un peu plus, mais c'est toujours là. Pense à tes relations passées, et à ce que tu trouves en commun. As-tu souvent l'impression de revivre les mêmes disputes, les mêmes prises de tête encore et encore ?

En fait, nous, les humains, on a cette incroyable capacité à répéter ce qu'on connaît — même si ce n'est pas top. Il y a une explication pour ça : c'est la "**compulsion** de répétition". En gros, c'est quand tu es attiré par les mêmes types de personnes ou situations dans tes relations. Celles qui reprennent des modèles que t'as déjà vécus, souvent durant ton enfance. Tu reproduis ce que tu connais comme une vieille chanson que tu ne peux pas te sortir de la tête.

Mais bon, pas de panique. Tu peux faire quelque chose pour y remédier. L'exercice de **cartographie** des "Schémas de Relation" est super utile. C'est comme tenir un miroir devant toi pour mieux voir tes patterns.

Imagine dessiner un arbre, avec toi au centre. Ensuite, ajoute les branches pour tes relations passées. Inscris les qualités et les défauts de chaque relation. Identifie les patterns. Y a-t-il des traits communs ? Des **comportements** récurrents de ta part ou de la part de tes ex ? Cet exercice te permet de visualiser les dynamiques récurrentes — c'est super pour comprendre d'où viennent tes choix.

Quand on parle de cartographie, il s'agit simplement de poser les choses par écrit. Mets tout à plat sur du papier et vois ce qui en ressort. Souvent, juste mettre des mots sur les sentiments et les situations aide énormément.

D'accord, revenons un peu à la "compulsion de répétition". Comprendre ce **mécanisme**, c'est un grand pas pour changer tes habitudes de relation. Ça te permet de prendre du recul et de voir les pièces du puzzle sous un autre angle. Se connaître mieux, c'est déjà guérir une partie de nos blessures.

L'identification des schémas récurrents nécessite aussi une bonne dose d'**honnêteté** envers toi-même. Parfois, c'est dur de reconnaître tes propres défauts, tes propres pièges. Mais c'est essentiel. Et c'est là que l'exercice de cartographie prend toute son importance – une vraie prise de conscience noire sur blanc.

Une fois les patterns identifiés, tu peux travailler dessus. Les reconnaître, c'est déjà faire un grand pas. Par exemple, si tu découvres que tu choisis souvent des partenaires distants émotionnellement, tu peux t'entraîner à repérer ce trait et à l'éviter.

C'est excitant de voir tout ce que tu peux changer avec un peu d'effort et beaucoup de **courage**. Chaque petit progrès dans la reconnaissance de tes schémas relationnels te rapproche d'une vie plus sereine et d'engagements bien plus sains.

Bref, ne te chamaille pas avec toi-même trop longtemps. Tout est une question de petites étapes, d'**observation**, d'introspection, et surtout, de bienveillance envers toi-même. Les efforts que tu fais aujourd'hui te permettront d'avoir des relations plus harmonieuses demain.

# Guérir les Blessures d'Attachement

Les styles d'**attachement** insécures peuvent créer beaucoup de complexité dans les **relations**. Si tu te trouves souvent anxieux ou craintif dans tes rapports avec les autres, c'est peut-être le signe d'un attachement insécure. Heureusement, il existe des stratégies pour guérir ces schémas et te libérer de ces blessures. Par exemple, il est important d'identifier d'abord quel type d'attachement insécure tu as - anxieux, évitant, désorganisé. Ça peut sembler décourageant, mais chaque petit pas compte.

Alors, comment te détacher de ces **schémas** néfastes ? Premièrement, il est crucial de prendre conscience de tes propres réactions émotionnelles dans une relation. Prendre le temps de réfléchir à pourquoi tu réagis de telle manière dans certaines situations peut beaucoup t'aider. Sortir de cette boucle, c'est apprendre à faire le contraire de ce que tu ferais naturellement. Ainsi, si tu es anxieux, tu ferais bien de prendre un peu plus de distance, et si tu es évitant, tu ferais bien de te rapprocher, en petites étapes. Mais disons-le, ça demande du **courage**.

Pour les moments difficiles, apaiser tes états émotionnels est efficace pour te calmer dans des périodes de stress relationnel. Les techniques de **respiration** et de méditation peuvent t'aider. Apprends, petit à petit, à observer sans juger. Ça prend du temps, mais tu progresseras chaque jour.

Savoir tout cela est bien, mais ce qui va vraiment t'aider, c'est le concept d'**attachement** sécurisé acquis. C'est l'idée que tu peux développer un style d'attachement plus sain, même si ce n'était pas ton modèle de base. Devenir plus sécure dans tes relations est un processus qui demande de la patience et de la pratique.

La clé ? Trouver des personnes qui peuvent t'offrir un **soutien** stable et bienveillant. Ces relations peuvent t'aider à reconstruire ta confiance et à développer un attachement plus sécure. C'est un peu comme réapprendre à faire confiance, étape par étape.

N'oublie pas que ce **processus** prend du temps. Il y aura des hauts et des bas, mais chaque petit progrès compte. Sois patient avec toi-même et célèbre chaque victoire, aussi petite soit-elle.

En conclusion, guérir les blessures d'attachement est un **voyage** personnel qui demande de l'effort et de la persévérance. Mais avec le temps et le bon soutien, tu peux développer des relations plus saines et épanouissantes. Crois en toi et en ta capacité à **évoluer**. Tu as le pouvoir de transformer tes schémas relationnels et de créer l'attachement sécure que tu mérites.

# Créer des Schémas Relationnels Sains

Ah, les relations ! On pourrait en **parler** pendant des heures, non ? Apprendre à créer et maintenir des relations saines et équilibrées, ce n'est pas une mince affaire. Souvent, les schémas relationnels sont hérités, enracinés profondément dans ton passé familial. Pourtant, il est possible de briser ces vieux schémas et de créer des modèles plus sains. Commençons par quelques techniques simples.

D'abord, il faut vraiment **écouter** l'autre. Ça semble basique, mais combien de fois commences-tu à réfléchir à ce que tu vas dire ensuite plutôt que d'écouter ? Faire de l'écoute active signifie donner toute ton attention, poser des questions ouvertes et valider ce que l'autre dit. C'est comme arroser une plante pour qu'elle grandisse ; ça demande du temps et de l'attention !

Ensuite, il faut installer des pratiques de **communication** honnêtes. Dire ce que tu ressens – les bons côtés comme les frustrants – sans blâmer l'autre. Ce n'est pas toujours facile de dire "je me sens sous-estimé quand...", mais c'est important pour bâtir une confiance mutuelle.

Et pourquoi ne pas pratiquer le "temps de qualité" ? Passer du temps ensemble sans distractions. Ce peut être de simples balades ou cuisiner ensemble. Ces moments renforcent le lien et montrent à l'autre qu'il est prioritaire.

Quand on pense relations équilibrées, la "**différenciation**", c'est un incontournable. Et tu n'as peut-être jamais entendu ce mot avant, hein ? C'est essentiellement l'idée de rester toi-même tout en étant proche des autres. Il faut éviter de te fondre complètement ou de te perdre dans l'autre. Garde ton individualité tout en étant présent.

Imagine la différenciation comme ça : tu es un navire, l'autre personne c'est aussi un navire. Pour une relation en bonne santé, chaque navire doit rester stable, même s'ils naviguent proches l'un de l'autre. Si un navire coule, l'autre doit être assez fort pour ne pas sombrer aussi.

Avec la différenciation, tu apprends à poser des **limites**, à dire "non" quand tu en as besoin sans culpabiliser, et à affirmer tes besoins. Et oui, c'est important pour prévenir les dépendances émotionnelles ou les mélodrames.

Maintenant, parlons du "**Contrat** Relationnel." C'est souvent un concept qui fait lever les sourcils, mais franchement, c'est super utile. Le Contrat Relationnel, c'est comme dessiner une carte des attentes et des limites avec l'autre. Chacun exprime clairement ce qui est acceptable ou non dans la relation – ça évite bien des malentendus !

Dans un contrat relationnel, tu mets noir sur blanc des choses comme la droiture en matière de communication, le respect des limites personnelles, et comment gérer les **conflits**. C'est comme créer ensemble un guide pour naviguer la relation sans embrouilles.

Alors, comment s'y prendre ? D'abord, s'asseoir ensemble et discuter de ce que chacun attend et peut donner. Ensuite, écrire ces points. Ne t'inquiète pas, ça n'a pas à être formel. Juste clair. Par exemple, "je m'engage à écouter attentivement sans interrompre" ou "nous discuterons ouvertement de nos frustrations avant qu'elles ne deviennent des problèmes."

Vraiment, ce modèle de Contrat Relationnel aide à clarifier les attentes et offre une boussole quand les choses deviennent complexes.

# En résumé

Soyons honnêtes avec nous-mêmes. Les relations saines demandent un **travail** et une intention constante. En mettant en place ces techniques, en comprenant la différenciation, et en utilisant le modèle de Contrat Relationnel, tu te donnes les moyens de bâtir des relations épanouies et équilibrées. Voilà les clés pour éviter de reproduire les schémas du passé et avancer sereinement vers un futur positif. C'est comme planter un jardin, petit à petit, tu vois les belles fleurs et tu profites de leur parfum !

## Exercice pratique : Analyse des schémas relationnels

Parlons de l'importance de **comprendre** tes relations passées pour améliorer les futures. C'est un bon début, non ? D'abord, c'est simple : fais une liste de tes **relations** amoureuses significatives et leurs résultats. Que tu aies eu des histoires d'amour courtes ou longues, c'est crucial de noter chacune. As-tu vécu une histoire intense au lycée ? Une relation à distance ? Un grand amour qui s'est mal terminé ?

C'est assez fréquent de revivre les mêmes erreurs sans même le réaliser. Alors, avançons. Regarde cette liste et commence à chercher des thèmes communs. Identifie ce qui se répète. Est-ce que tu tombes toujours sur des personnes non disponibles ? Ou peut-être tu as tendance à te laisser envahir par des gens qui ne s'engagent pas ? Ça peut faire mal de le voir, mais être honnête avec toi-même t'aidera.

Maintenant, **réfléchis** à comment ces schémas sont liés à ton histoire familiale. Par exemple, si tu remarques que tu choisis souvent des partenaires émotionnellement distants, pense à tes parents. Avais-tu un parent distant ? Peut-être cherchais-tu inconsciemment à répéter ce que tu connais parce que c'est plus facile. C'est l'occasion d'analyser ces influences.

T'as un bon début. Il est temps de choisir un **schéma** que tu veux changer. Qu'est-ce qui te pèse le plus ? Que veux-tu voir disparaître de ta vie amoureuse ? Disons que tu veux changer ta tendance à choisir des personnes distantes émotionnellement. Identifier cette tendance est déjà un grand pas.

Ensuite, développe une **stratégie** pour aborder ce schéma dans tes futures relations. Cela pourrait impliquer de te fixer des limites claires, d'apprendre à mieux communiquer tes besoins ou simplement d'être plus sélectif. Tu pourrais, par exemple, tenir un journal pour exprimer tes pensées et évaluer si tu t'engages à nouveau dans de vieux patterns.

Mais ne t'arrête pas là ! Il faut maintenant **pratiquer** de nouveaux comportements dans tes relations. Quand tu remarques des vieux schémas qui reviennent, fais quelque chose de différent. Refuse d'accepter moins que ce que tu mérites. Cela demande du courage, mais rappelle-toi l'objectif ici. Changeons cette dynamique et vis des relations plus saines.

Et enfin, n'oublie pas de **réviser** et ajuster régulièrement ton approche à mesure que tu gagnes de nouvelles perspectives. La transformation n'est pas linéaire, ne t'attends pas à tout régler d'un coup. Chaque relation te donne une nouvelle chance d'apprendre et de **grandir**. Note tes progrès, célèbre tes victoires, même les petites.

Alors, quelle est la prochaine étape pour toi ? Revoir ton journal peut-être, ou parler à un thérapeute ? Chaque petit pas compte, avance à ton propre rythme. Adieu vieux schémas, bonjour nouveaux départs.

# En conclusion

Ce chapitre t'a permis de mieux **comprendre** comment les séparations précoces et les schémas relationnels peuvent impacter ta vie d'adulte. Voici les points clés à retenir :

La façon dont les séparations précoces des personnes qui prennent soin de toi peuvent **influencer** tes relations à l'âge adulte.

L'explication de la "théorie de l'**attachement**" et son importance dans la guérison des traumatismes familiaux. L'évaluation "Impact de la Séparation" pour **identifier** comment tes premières expériences influencent tes relations actuelles. Les stratégies pour **traiter** et guérir les styles d'attachement insécurisés. Les techniques pour **établir** et maintenir des relations saines et équilibrées.

Maintenant que tu as une vision claire de ces concepts, essaie de les **appliquer** dans ta vie quotidienne. Chaque effort compte dans le cheminement vers des relations plus saines et des attaches plus sûres. Courage, continue de **progresser** ! Tu es sur la bonne voie pour transformer tes relations et renforcer ton bien-être émotionnel.

# Chapitre 13 : Créer un avenir positif

T'es-tu déjà imaginé une vie différente ? Pleine de **possibilités** et de **succès** dont tu n'osais même pas rêver ? Moi, j'ai souvent pensé à cette version future de moi, cette personne **épanouie** et complète. Dans ce chapitre, je t'emmène dans une **aventure** vraiment passionnante. Ce ne sont pas que des conseils ou des théories. Non, c'est du concret pour que tu puisses voir, sentir et presque toucher cette future version de toi-même.

Tu vas établir des **objectifs** en phase avec ton vrai toi, dépasser cette peur bizarre de réussir ou de te sentir heureux, et ouvrir des portes que tu croyais fermées à jamais. Pour finir, je te propose un exercice pratique pour **visualiser** ton avenir souhaité. Allez, plonge dans cette tranche de vie et prépare-toi à être fasciné par toutes ces nouveautés. Tu es prêt à **explorer** ?

## Envisager Ton Soi Guéri

Créer une **vision** claire et convaincante de ton futur soi guéri, c'est vraiment puissant. Imagine une version de toi-même où tu t'es libéré de tous ces vieux bagages émotionnels, où tu te sens léger et épanoui. C'est un peu comme peindre un tableau avec toutes les couleurs de tes rêves et espoirs. Le point de départ, c'est d'identifier ce que signifie pour toi être **guéri**. Est-ce que ça veut dire avoir des relations saines avec ta famille ? Ou peut-être, c'est être capable de te détendre sans cette sensation persistante de stress. Il est crucial de garder cette image claire dans ta tête comme une boussole.

Chaque décision, chaque petit pas te rapproche de cette version de toi-même.

Rien de compliqué ici – prends un moment chaque jour, ferme les yeux, et laisse ton esprit vagabonder vers ce futur lumineux. Vois-toi en train de sourire, d'être **heureux**, entouré de gens qui te soutiennent. Sens la simplicité et le bonheur dans ta vie quotidienne. C'est plus que de simples rêves. C'est une carte, un guide qui te rappelle vers où tu vas.

Maintenant, parlons de la **visualisation** de ton futur soi et de son impact sur ta croissance personnelle. Visualiser ton futur soi, c'est un peu comme planter des graines dans un jardin. Chaque fois que tu prends le temps d'imaginer cette version paisible et guérie de toi-même, tu nourris et arroses ces graines. Jour après jour, même un peu de visualisation peut changer ton comportement, ton état d'esprit.

Le **pouvoir** de l'esprit est incroyable. Ce n'est pas de la magie. C'est de la préparation mentale. Quand tu visualises, tu prépares ton esprit aux changements que tu veux voir. Je peux te dire que ça marche vraiment. Adopter cette habitude influence tes choix et te pousse à aller dans la direction de ton bien-être. Comme si tu te programmais toi-même pour réussir.

Pour rendre ce visioning encore plus concret, essaie de pratiquer la **journalisation** avec une petite invite. Prends ton journal, un crayon et écris. Écris comment tu te vois dans cinq ans, guéri et épanoui. Voici une invite de journal simple pour t'aider dans ton voyage intérieur :

« Futur Soi : Décris en détail ton futur idéal et guéri. À quoi ressemble ta vie au quotidien ? Quelles sont tes habitudes ? Quelles personnes autour de toi te soutiennent ? Quelles peurs as-tu désamorcées ? »

Ce genre d'exercice permet de donner vie à tes rêves sur le papier. C'est incroyable comme les mots ont le pouvoir de rendre quelque chose de flou précis et réalisable. Mets des détails ; plus ta description est vivante, plus elle sera ancrée dans ta réalité mentale. Reviens souvent à ces pages, rappelle-toi pourquoi tu fais les efforts quotidiens.

En fin de compte, envisager ton soi guéri et te plonger dans cette **vision** régulièrement, c'est semer les graines du futur que tu veux vraiment. C'est plus qu'une projection, c'est un **engagement** envers toi-même. Magie ou non, c'est ton imagination et ton espoir, amplifiés.

# Définir des objectifs en accord avec ton véritable moi

Commençons par les stratégies pour fixer des objectifs authentiques qui soutiennent ton **parcours** de guérison. C'est crucial, tu sais, car fixer des objectifs, c'est comme tracer une route. C'est un moment pour regarder à l'intérieur de soi, comprendre ce qui compte réellement et établir des repères qui nous guident, sans nous éparpiller. Mais comment faire pour que ces objectifs restent bien alignés avec notre vrai moi ? La réponse se trouve dans l'**authenticité**.

Pour ça, assieds-toi et prends un moment pour réfléchir. Pense à ce qui t'allume vraiment, ce qui nourrit ton âme. Est-ce que c'est passer du temps avec les gens que tu aimes ? Créer de l'art ? Aider les autres ? Décrire ce que ces choses signifient pour toi permet de cibler des objectifs qui ne sont pas seulement basés sur ce que tu devrais faire, mais sur ce que tu veux vraiment.

Le passage suivant nous mène à une approche spécifique pour fixer ces objectifs : la fixation d'objectifs basée sur les **valeurs**. C'est fondamental si tu veux en sortir grandi.

Vois-le ainsi : chaque fois que tu fixes un objectif, demande-toi s'il est aligné avec tes valeurs profondes. Par exemple, si la liberté est importante pour toi, fixer des objectifs de carrière qui nécessitent de longues heures de bureau pourrait ne pas convenir. Au lieu de cela, tu pourrais viser des positions flexibles ou entrepreneuriales. Ces objectifs deviennent comme un prolongement naturel de qui tu es.

Et comment sais-tu exactement quelles sont tes valeurs ? Fais une pause et réfléchis à ce qui te fait ressentir de la fierté, ce qui te met en colère. Ces **réactions** sont souvent des indices puissants sur ce qui est crucial pour toi. Une fois que tu sais quelles sont tes valeurs, chaque objectif que tu te fixes peut être vérifié contre elles, t'assurant qu'ils servent ton véritable moi, ouvrant la porte à une satisfaction profonde.

Passons à quelque chose de concret. Imagine une sorte de carte au trésor pour ton âme : c'est la liste de contrôle "Alignement des objectifs."

Voici une petite liste que tu pourras suivre chaque fois que tu t'apprêtes à fixer un objectif. Facile, non ?

• Cet objectif est-il en phase avec ce que je valorise vraiment ?

• Me rapprochera-t-il de la personne que je veux être ?

• Est-ce que cela m'apportera de la joie dans le processus, pas juste à la fin ?

• Suis-je prêt à investir du temps et de l'énergie dans cet objectif ?

• Cet objectif m'aidera-t-il à réduire le stress ou ajoutera-t-il de la pression inutile ?

En utilisant cette liste, tu filtres tes idées pour t'assurer qu'elles ressortent du bon terreau. Si un but ne correspond pas, réfléchis à le modifier pour qu'il soit en **harmonie** avec ton vrai moi.

Alors, qu'est-ce que tu en penses ? Prends ces **stratégies**, applique-les et regarde comment ta vie commence à se transformer. Plusieurs petits pas dans cette direction peuvent t'emmener loin. Fixe ces buts avec **méthode** et **passion**. Fais-toi confiance. Ton vrai moi sait exactement quel chemin suivre.

# Surmonter la peur du succès ou du bonheur

La peur du succès ou du bonheur est plus répandue qu'on ne le croit. Elle est souvent liée à une **résistance** subconsciente. Tu veux changer, mais une partie de toi s'y oppose. La première étape consiste à identifier cette résistance. C'est simple en théorie, mais pas si facile en pratique.

Tu pourrais te poser des questions comme : Que crains-tu si tu réussis vraiment ? T'inquiètes-tu que les choses deviennent trop bien ? Que ça crée des attentes impossibles à maintenir ? Parfois, ce sont des expériences passées ou des voix intérieures héritées de ta famille qui te disent que tu ne mérites pas ce bonheur.

La **méditation** ou l'écriture peuvent t'aider. Pose-toi des questions et laisse venir les réponses sans filtre. Note tout ce qui te passe par la tête. Ça peut être révélateur. Une fois que tu identifies ces résistances, c'est beaucoup plus simple de les aborder. Et ça, c'est le premier pas vers un changement positif.

Le concept de "problème de limite supérieure" peut t'aider à comprendre pourquoi ces résistances apparaissent. C'est comme une barrière intérieure qui t'empêche de dépasser un certain niveau de succès ou de bonheur. Souvent, ça vient des **traumatismes** familiaux. Si tes parents ont toujours eu des vies difficiles, tu peux ressentir une sorte de loyauté inconsciente qui te dit que tu ne devrais pas dépasser ce qu'ils ont accompli.

Imagine un thermostat interne réglé à un certain niveau de confort. Quand tu commences à le dépasser, ton subconscient fait tout pour te ramener en arrière. Tu tombes peut-être malade, tu sabotes un projet, ou tu te mets soudainement à tout critiquer sans raison apparente. Reconnaître ces moments est crucial. Ça te permet de désactiver ces vieux schémas.

Passons maintenant aux exercices pratiques. La "désensibilisation au **succès**" peut être une technique efficace. Un peu comme l'exposition progressive aux peurs, tu augmentes petit à petit ton confort avec le succès et le bonheur. Comment faire ?

Commence petit. Identifie un petit succès que tu souhaites atteindre. Peut-être réserver un weekend de détente sans culpabiliser. Savoure cette petite victoire, puis passe à quelque chose de plus grand comme demander une augmentation ou lancer un projet qui te tient à cœur. Chaque succès doit être **célébré**, même les plus petits.

Augmente progressivement la barre. Plus tu pratiques, plus ton aisance avec ces niveaux positifs s'amplifie. Ça peut paraître un peu bizarre, mais ça marche. L'objectif est de te faire comprendre que tu mérites chaque gramme de bonheur et de succès que tu accueilles dans ta vie. Tu n'as pas à te sentir coupable ou indigne.

Ressens exactement ce qui te bloque et adresse-le directement. La **transition** se fait naturellement une fois que tu commences à accepter l'idée que tu peux et dois réussir, peu importe ce que tes héritages familiaux te disent.

Travaille sur ces exercices avec patience et **bienveillance** envers toi-même. Surmonter la peur du succès ou du bonheur demande du temps, de la conviction et une bonne dose de **persévérance**. Mais crois-moi, ça en vaut vraiment la peine.

# Explorer de nouvelles possibilités

Bon, alors commençons par apprendre des méthodes pour **élargir** ton sens des possibles dans ta vie après la guérison. Souvent, après avoir traversé des moments difficiles et travaillé sur toi-même, t'as un monde entier qui s'ouvre devant toi. T'es passé par cette phase sombre, t'as appris beaucoup sur toi, et maintenant tu te demandes peut-être : et après ? Comment aller de l'avant ? Comment voir les choses autrement ?

Eh bien, il s'agit de te permettre de **rêver** à des futurs différents. Pense à comment construire ta vie sans les chaînes du passé. Peut-être même que tu découvriras des talents ou des passions que t'avais longtemps enterrés. En fait, élargir ton sens des possibles, c'est un peu comme réapprendre à voir la lumière du jour après avoir été dans une grotte. C'est lumineux, c'est vaste, et ça peut faire un peu peur, mais c'est très excitant.

Puis, y'a un concept important à comprendre ici : la "**croissance post-traumatique**". En gros, c'est l'idée que, après avoir traversé une crise majeure, tu peux non seulement retrouver ton état d'avant, mais même devenir une version de toi-même plus forte, plus résiliente, et plus sage. Comment faire ça ? Faudrait accepter tes vulnérabilités et en faire des forces. T'as survécu à quelque chose de difficile, alors tu sais que t'as en toi la capacité de surmonter encore plus. Plus que ça – tu t'ouvres à de nouvelles expériences avec une reconnaissance pour la vie que t'aurais probablement pas eue autrement.

Pour vraiment aller plus loin, essaye de pratiquer quelques exercices réflexifs. Écris ce que t'as appris de ton passé traumatique, ce que t'apprécies dans la vie maintenant, et ce que tu souhaites pour l'avenir. Ça peut t'aider à cristalliser ce potentiel de croissance post-traumatique en quelque chose de tangible et d'actionnable.

Passons à quelque chose de concret, là où le penny commence vraiment à tomber : la technique de **brainstorming** "Expansion des Possibilités". Ça marche super bien pour générer de nouvelles idées et options de vie. Prends ton carnet ou ton téléphone, et commence par écrire tout ce qui te passe par la tête, sans aucun filtre. Sérieusement, tout. Parle à voix haute si ça t'aide.

Tu peux commencer par scribouiller des trucs du genre : "Et si je changeais de **métier** ? Et si je déménageais dans une autre ville ? Et si je reprenais les cours de peinture que j'ai toujours voulu essayer ?" Le jeu, c'est de pas te censurer. Ce que tu vas découvrir, c'est qu'après quelques minutes de ce flux d'idées non-stop, t'as des trucs intéressants qui émergent, des sentiers que t'avais jamais imaginés prendre. Imagine la scène comme un jardin où tu plantes plein de graines d'idées – certaines deviendront des arbres majestueux, d'autres resteront en dormance un moment.

Chercher des nouveaux possibles, c'est aussi une manière d'être **curieux**, de rester ouvert au changement et aux nouvelles expériences. C'est avoir toujours en tête que la vie peut et va surprendre. C'est en marchant sur ce chemin d'exploration que tu pourras vraiment envisager un futur plus positif et plus riche.

Bref, quand tu combines l'élargissement de ton horizon, la croissance post-traumatique, et des brainstormings effervescents d'idées nouvelles, là t'es vraiment prêt à créer une vie nouvelle qui, non seulement te libère du passé, mais te mène vers un **avenir** rempli de lumière et de possibilités infinies.

# Exercice pratique : Visualisation de ton futur toi

Pour commencer, trouve un endroit **calme** et confortable. Ce lieu doit te permettre d'être détendu, sans interruptions. Ferme les yeux. Prends quelques **respirations** profondes pour te recentrer. Respire... Encore une fois... Et une autre...

Maintenant, imagine-toi dans cinq ans, ayant surmonté tes traumatismes familiaux. Essaie de vraiment te **visualiser**.

Vois comme tes journées sont remplies de joie et de sérénité. Tes relations sont saines, pleines d'affection et de compréhension. Peut-être que tu joues avec tes enfants, ou que tu passes du bon temps avec tes potes. Tu as un boulot qui te **passionne**. Insiste sur ta façon de te lever le matin, plein d'énergie et d'envie de conquérir la journée.

Visualiser des détails précis est crucial. Regarde autour de toi. Où vis-tu ? Quelle est l'ambiance chez toi ? C'est plutôt une baraque ou un appart ? Tu vois des trucs spécifiques comme des photos de famille heureuses sur les murs, ou peut-être un jardin bien entretenu ?

Et tes relations. Elles sont plus harmonieuses maintenant, non ? Tu partages des moments de qualité avec tes proches, sentant un soutien mutuel. T'as peut-être même raccommodé d'anciennes relations, ou rencontré de nouvelles personnes qui t'apportent du **bonheur**.

Tes réussites aussi sont au rendez-vous. Qu'as-tu accompli durant ces cinq ans ? T'as peut-être décroché ce poste tant désiré, écrit ce bouquin que t'avais en tête, ou simplement trouvé un équilibre de vie qui te comble totalement ?

Comment tu te sens, dans cet état futur ? Émotionnellement, y a moins de lourdeur. Une légèreté définit tes journées. Physiquement, ton corps est en meilleure forme, tu te tiens droit, ton visage rayonne de bien-être. Mentalement, fini le brouillard des vieux problèmes, place à une clarté d'esprit **impressionnante**.

Ensuite, repère les différences clés entre ton toi actuel et ce futur toi. Y en a forcément. Peut-être plus d'assurance, de paix intérieure. Moins de peurs et de doutes qui te bloquaient avant. Sens cette profonde **transformation**.

Ouvre les yeux doucement. Garde encore cette image de ton futur dans la tête. Prends ton carnet et note les aspects les plus marquants de ta visualisation. Ce que t'as vu, ressenti. Ne zappe rien. Chaque détail compte pour que cette vision prenne vie petit à petit.

Maintenant, crée une liste d'actions concrètes. Des petites comme des grandes étapes qui, si réalisées, te rapprocheront de cette version de toi-même. Ça peut être aussi simple que d'intégrer une routine de méditation, ou aussi ambitieux que de lancer un nouveau projet pro.

Garde cette liste quelque part où tu la verras tous les jours. Elle te rappellera que ce futur toi n'est pas si loin, et qu'à force de petits pas, tu y arriveras.

Et voilà pour ce petit exercice. Fais-le de temps en temps, pour ancrer cette vision et te donner la **motivation** nécessaire pour aller de l'avant. Courage ! T'es sur la bonne voie.

# En conclusion

La fin de ce chapitre te permet d'**imaginer** une nouvelle version de toi, guérie et alignée avec tes **valeurs**. En suivant les techniques apprises, tu peux tracer un chemin vers un **avenir** plus lumineux et positif.

Dans ce chapitre, tu as découvert :

• L'importance de créer une **vision** claire et convaincante de ton futur, où tu es guéri.

• Le concept de "visualisation du moi futur" et son impact sur ta **croissance** personnelle.

• Des stratégies pour fixer des **objectifs** authentiques qui soutiennent toute démarche de guérison.

• Des techniques pour surmonter la peur de réussir ou d'être heureux, et explorer de nouvelles possibilités dans ta vie.

**Motivation** :

En utilisant ces outils et exercices, tu peux vraiment changer ta vie pour le mieux. Laisse-toi guider par la vision de ton futur moi et commence dès maintenant à mettre en œuvre ces conseils pour avancer vers un avenir épanouissant et rempli de **promesses**. Crois en toi et en ta capacité à créer une vie plus heureuse ! Allez, fonce !

# Pour conclure

Le but de ce livre était de t'aider à **guérir** des traumatismes familiaux, à te libérer des blessures héritées et à créer un avenir positif, sans culpabilité. Ton désir de passer d'un état de souffrance présent à une solution de guérison était au cœur de cette démarche.

Un petit rappel : Nous avons débuté avec la compréhension des traumatismes familiaux, en définissant leur nature et en reconnaissant leurs signes. Tu as pris **conscience** de leur impact sur ton bien-être et appris comment rompre ce cycle pour que les blessures générationnelles s'arrêtent à toi.

Ensuite, nous avons exploré la science derrière les traumatismes hérités, notamment les épigénétiques et les effets neurobiologiques. Nous avons examiné les réponses au stress et les patterns hérités, ainsi que le rôle du système nerveux autonome.

Au troisième chapitre, tu as identifié tes patterns de traumatismes familiaux, appris à reconnaître des héritages émotionnels, déconspiré des secrets familiaux et établi un lien entre tes luttes actuelles et les événements passés.

Nous avons décrypté le **langage** des traumatismes hérités, en explorant ton vocabulaire émotionnel central, les thèmes récurrents, les croyances et comportements hérités.

Le chapitre suivant s'est focalisé sur l'approche du langage central avec des exercices pratiques incluant la création de ta propre carte de langage central, pour t'aider à découvrir tes traumatismes et plaintes majeures.

Relâcher les bagages émotionnels était la prochaine phase, avec des exercices pour reconnaître la douleur héritée, lâcher la culpabilité générationnelle, **pardonner** à toi-même et tes ancêtres, et créer de nouveaux patterns émotionnels.

En te reconnectant avec ton enfant intérieur, tu as appris à traiter les blessures de l'enfance survenues tout au long de ton chemin, utilisant des techniques d'auto-nurturer et renforçant la résilience intérieure.

Le chapitre sur la transformation des relations familiales t'a fourni des stratégies pour fixer des limites saines, améliorer les communications, traiter les conflits non résolus et créer un soutien émotionnel dans ta famille.

Pour casser les croyances limitantes héritées, nous avons examiné les diverses croyances négatives et leur remplacement par des croyances plus habilitantes avec des exercices spécifiquement développés pour ce changement.

Construire une **résilience** émotionnelle était de la plus haute importance; en développant des stratégies d'adaptation adéquates et renforçant ta capacité d'auto-compassion et en soutenant le développement d'un réseau personnel de soutien.

Le chapitre de la reconquête de ton pouvoir personnel t'a encouragé à devenir plus assertif, à tourner le dos aux tendances de plaire constamment, à renforcer ta **confiance** en toi pour faire des choix de vie plus éclairés.

Quant à l'importance des séparations et patterns relationnels, nous avons exploré leur impact ainsi que des stratégies pour créer des dynamiques relationnelles saines.

Le dernier chapitre t'a montré l'importance de **visualiser** un avenir où tu te vois guéri, en te fixant des objectifs alignés à ton vrai moi, en affrontant et en traversant la peur du succès et du bonheur.

Ton nouveau chapitre est maintenant à portée de vue. En intégrant et en appliquant tout ce que tu as appris, tu peux envisager une vie remplie de liberté émotionnelle, des relations harmonieuses, et un chemin vers l'**épanouissement** personnel authentique. Sois résolu dans cette quête, où la guérison et une vie positive et libérée des traumatismes du passé t'attendent.

Pour en savoir plus, consulte ce lien :

https://pxl.to/LoganMind

# Rejoignez mon équipe de critiques !

Je tiens à te remercier d'avoir choisi de lire mon livre. Ton **avis** est très précieux pour moi. Si la **lecture** est l'une de tes passions, j'aimerais t'inviter à rejoindre mon équipe de **critiques** (ARC). En étant membre, tu recevras gratuitement mes **livres** en avant-première en échange de ton avis honnête.

Pour rejoindre l'équipe ARC :

• Clique sur "Join Review Team"

• Inscris-toi à BookSprout

• Reçois une **notification** à chaque nouvelle sortie de livre

**Découvre** l'équipe en suivant ce **lien** :

## https://pxl.to/loganmindteam

# Aidez-moi !

Quand tu **soutiens** un auteur indépendant, tu soutiens un **rêve**.

**Quand tu as fini de lire**, et si tu es **satisfait** du livre, laisse un avis honnête en visitant le lien ci-dessous. Si tu as des suggestions d'améliorations, envoie-moi un e-mail aux contacts que tu trouveras à ce même lien.

Tu peux également scanner le QR code pour trouver le lien après avoir **sélectionné** ton livre.

Cela ne prend que quelques secondes mais **ta voix** a un **impact énorme**.

---

**Visite** ce lien pour laisser un avis :

## https://pxl.to/9-hthfft-lm-review

www.ingramcontent.com/pod-product-compliance
Lightning Source LLC
Chambersburg PA
CBHW050244120526
44590CB00016B/2206